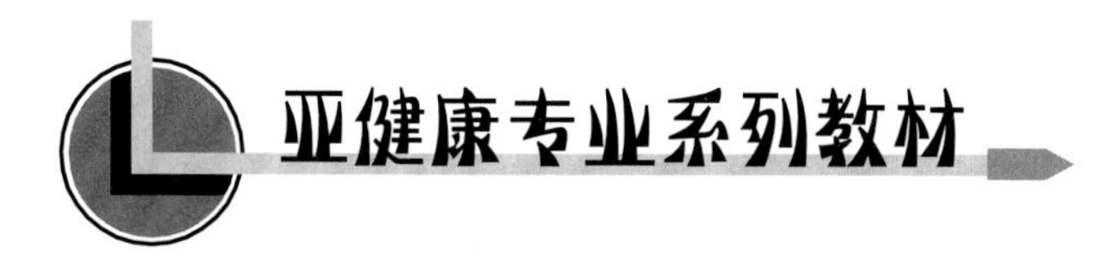

本书出版得到2014年国家中医药行业科研专项项目红外热成像课题项目经费资助

亚健康红外热成像测评

主　编　孙　涛　李洪娟　宋炜熙
副主编　王　超　罗　云　王燕申
　　　　包　翱　董海舟　顾　宏

中国中医药出版社
·北　京·

图书在版编目（CIP）数据

亚健康红外热成像测评/孙涛，李洪娟，宋炜熙主编．—北京：中国中医药出版社，2018.6（2025.2重印）

亚健康专业系列教材

ISBN 978－7－5132－1163－5

Ⅰ.①亚…　Ⅱ.①孙…②李…③宋…　Ⅲ.①医用红外线热象图仪－影象诊断－研究

Ⅳ.①R445.7

中国版本图书馆CIP数据核字（2012）第221652号

中国中医药出版社出版

北京经济技术开发区科创十三街31号院二区8号楼

邮政编码　100176

传真　010－64405721

廊坊市佳艺印务有限公司印刷

各地新华书店经销

开本787×1092　1/16　印张7.75　字数183千字

2018年6月第1版　2025年2月第3次印刷

书号　ISBN 978－7－5132－1163－5

定价　98.00元

网址　www.cptcm.com

服务热线　010－64405510

购书热线　010－89535836

维权打假　010－64405753

微信服务号　zgzyycbs

微商城网址　https://kdt.im/LIdUGr

官方微博　http://e.weibo.com/cptcm

天猫旗舰店网址　https://zgzyycbs.tmall.com

如有印装质量问题请与本社出版部联系（010－64405510）

《亚健康红外热成像测评》编委会

主　　编　孙　涛　李洪娟　宋炜熙

副 主 编　王　超　罗　云　王燕申　包　翱　董海舟　顾　宏

编　　委　(以姓氏笔画为序)

王　宇　王春生　文　建　田　莎　付中原
师　宁　朱　嵘　朱忠慈　朱夜明　刘园园
李名龙　李晓屏　李继虎　吴士明　何清湖
余葱葱　汪宝炉　张文征　张龙飞　张冀东
姜　梅　胥永会　高晶杰　唐燕萍　曹　淼
喻小倩　谢　胜　樊新荣

《亚健康专业系列教材》
丛书编委会

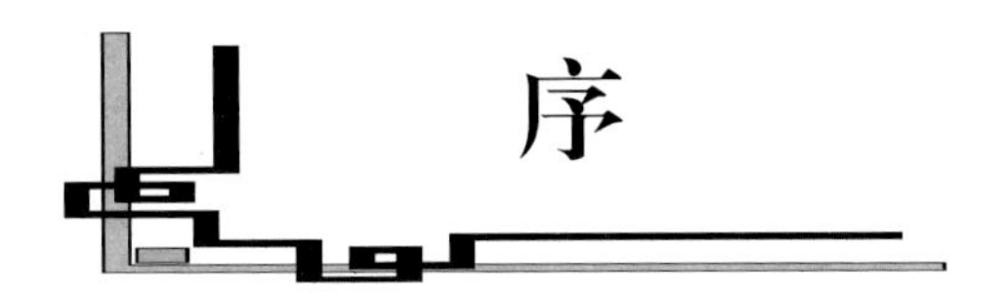

序

医学朝向健康已是不争的事实了，健康是人全面发展的基础。在我国为实现“人人享有基本医疗卫生服务”的目标，提高国民健康水平，促进社会和谐发展，必须建立比较完善的覆盖城乡居民的基本医疗卫生制度和服务网络，推动卫生服务利用的均等化，逐步缩小因经济社会发展水平差异造成的健康服务不平等现象。有鉴于我们是发展中的人口大国，是穷国办大卫生，长期存在着有限的卫生资源与人民群众日益增长的医疗保健需求之间的矛盾，医疗卫生体系面临着沉重的压力。为了缓解这种矛盾和压力，国家提出了医疗卫生保健工作“重点前移”和“重心下移”的发展战略，以适应新时期大卫生的根本要求。中医药是整体医学，重视天人相应、形神一体，以辨证论治为主体，以治未病为核心，在医疗卫生保健过程中发挥着重大的作用。毋庸置疑，亚健康是健康医学的主题之一，致力于亚健康专门学问的系统研究，厘定亚健康的概念，规范亚健康防治措施与评价体系，编写系列教材培育人才，对于弘扬中医药学原创思维与原创优势具有重要的现实意义，确是一项功在千秋的大事业，对卫生工作重点移向维护健康，重心移向广大民众，尤其是九亿农民，从而大幅提高全民健康水平也有积极的作用。

回顾20世纪西学东渐，知识界的先驱高举科学民主的旗帜，破除三纲五常，推进社会改革，无疑对国家民族的繁荣具有积极意义。然而二元论与还原论的盛行也冲击着传统的优秀的中华文化，致使独具深厚文化底蕴的中医药学随之停滞不前，甚而有弃而废之的噪声。幸然，清华与西南联大王国维、陈寅恪、梁启超、赵元任与吴宓等著名学者大师虽留学西洋，然专心研究哲学文史，大兴国学之风，弘扬中华文化之精髓，其功德至高至尚，真可谓“与天壤同久，共三光而永光”，令吾辈永远铭记。中医中药切合国情之需，民众渴望传承发扬。当今进入21世纪已是东学西渐，渗透融合儒释道精神，以整体论为指导的中医药学，其深化研究虽不排斥还原分析，然而提倡系统论与还原论的整合，将综合与分析、宏观与微观、实体本体论与关系本体论链接，共同推动生物医药科学的发展，为建立统一的新医学、新药学奠定基础。晚近，医界学人与管理者共识：治中医之学，必当遵循中医自身的规律，然则中医自身规律是什么？宜广开言路，做深入思考与讨论。我认为中医学是自然哲学引领下的整体医学，其自身规律是自适应、自组织、自调节、自稳态的目标动力系统，其生长发育、维护健康与防治疾病均顺应自然。中国古代自然哲学可用太极图表达，其平面是阴阳鱼的示意图。其阐释生命科学原理是动态时空、混沌一气、高速运动着的球体，边界不清，色泽黑白不明。人身三宝精、气、神体现“大一”，蛋白质组学、基因组学对生命本质的研究体现“小一”，论大一而无外，小一而无内；大一寓有小一，小一蕴育大一；做大一拆分为小一分析，做小一容汇为大一综合。学习运用“大一”与“小一”的宇宙观，联系人体健康的维护和疾病的防治，尤其对多因素多变量的现代难治病进行辨证论治的复杂性干预的方案制定、疗效评价与机理发现具有指导作用。

哲学是自然科学与社会科学规律的总结，对文化艺术同样重要。当代著名画家范曾先生讲，“中国画是哲学，学哲学出智慧，用智慧作画体现‘大美’”。推而广之，西方科学来自实验，以逻辑思维为主体，体现二元论、还原论的方法学；东方科学观察自然，重视形象思维与逻辑思维相结合，体现一元论、系统论的方法学。当下中医药的科学研究是从整体出发的拆分，拆分后的微观分析，再做实验数据的整合，可称作系统论引导下的还原分析。诚然时代进步了，牛顿力学赋予科学的概念，到量子力学的时代不可测量也涵盖在“科学”之中了。同样中医临证诊断治疗的个体化，理法方药属性的不确定性，正是今天创新方法学研究的课题。中医学人必须树立信心，弘扬原创的思维。显而易见，既往笼罩在中医学人头上“不科学”的阴霾今天正在消散，中医药学的特色优势渐成为科技界的共识，政府积极扶持，百姓企盼爱戴，在全民医疗卫生保健事业中，中医药将发挥无可替代的作用。

《亚健康专业系列教材》编委会致力于亚健康领域学术体系的深化研究，从理念到技术，从基础到临床，从预防干预到治疗措施，从学术研究到产业管理等不同层面进行全方位的设计，突出人才培养，编写了本套系列教材。丛书即将付梓，邀我作序实为对我的信任。感佩编著者群体辛勤耕耘，开拓创新的精神，让中医学人互相勉励，共同创造美好的未来。谨志数语，爰为之序。

王永炎

2009年2月

（王永炎 中国工程院院士 中国中医科学院名誉院长）

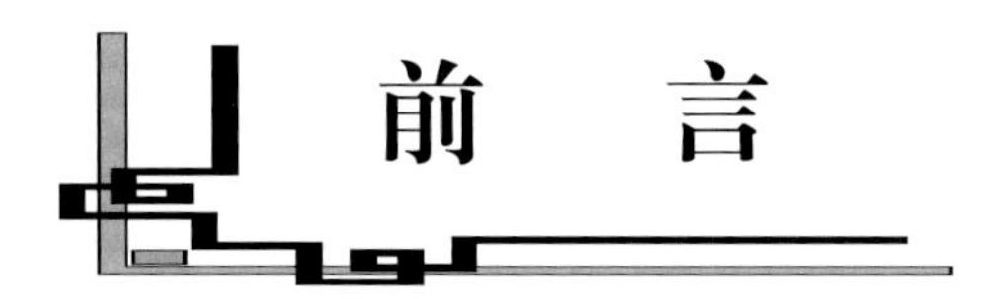

前　言

亚健康状态是一种人体生命活力和功能的异常状态，不仅表现在生理功能或代谢功能的异常，也包含了心理状态的不适应和社会适应能力的异常，其最大的特点就是尚无确切的病变客观指征，但却有明显的临床症状。这种处于健康和疾病之间的状态，自20世纪80年代被苏联学者称为“第三状态”这个新概念以来，得到国内越来越多学者的认同与重视，并将其称为“亚健康状态”。亚健康主要表现在三个方面，即身体亚健康、心理亚健康和社会适应能力亚健康。亚健康是一个新概念，“亚健康”不等于“未病”，是随着医学模式与健康概念的转变而产生的，而“未病”的概念是与“已病”的概念相对而言的，既非已具有明显症状或体征的疾病，亦非无病，而是指机体的阴阳气血、脏腑功能失调所导致的疾病前态或征兆。未病学主要讨论的是疾病的潜伏期、前驱期及疾病的转变或转归期等的机体变化，其宗旨可概括为“未病先防，既病防变”，从这一点上看可以说中医“未病”的内涵应当是包括了亚健康状态在内的所有机体阴阳失调但尚未致病的状态。总体上讲，亚健康学是运用中医学及现代医学与其他学科的理论知识与技能研究亚健康领域的理论知识、人群状态表现、保健预防及干预技术的一门以自然科学属性为主，涉及心理学、社会学、哲学、人文科学等多个领域的综合学科。

随着社会的发展和科学技术的进步，人们完全突破了原来的思维模式。医学模式也发生了转变，从原来的纯“生物医学模式”转变为“社会－心理－生物医学模式”，使得西医学从传统的“治疗型模式”转变为“预防、保健、群体和主动参与模式”；另外，世界卫生组织对健康提出了全面而明确的定义：“健康不仅是没有疾病和虚弱，而且是身体上、心理上和社会适应能力上三方面的完美状态。”从而使对健康的评价不仅基于医学和生物学的范畴，而且扩大到心理和社会学的领域。由此可见，一个人只有在身体和心理上保持健康的状态，并具有良好的社会适应能力，才算得上是真正的健康。随着人们的观念进一步更新，“亚健康”这个名词已经越来越流行，你有时感觉心慌、气短、浑身乏力，但心电图却显示正常；不时头痛、头晕，可血压和脑电图却没有什么问题，这时你很可能已经处于“亚健康”状态。

据中国国际亚健康学术成果研讨会公布的数据：我国人口15%属于健康，15%属于非健康，70%属于亚健康，亚健康人数超过9亿。中国保健协会对全国16个省、直辖市辖区内各百万人口以上的城市调查发现，平均亚健康率是64%，其中北京是75.31%，上海是73.49%，广东是73.41%，经济发达地区的亚健康率明显高于其他地区。面对亚健康状态，一般西医的建议都是以改善生活方式或工作环境为主，如合理膳食、均衡营养以达到缓解症状的目的，但是需要的时间比较长，且依赖个人的自律。而中医的特色在于可以不依赖西医的检测，只根据症状来调整。它的理念是“整体观念，辨证论治”，随着被治疗者的年龄、性别、症状等的不同，调理和干预的方法也各不相同。中医更强调把人当作一个整体，而不是“头痛医头，脚痛医脚”。因为亚健康状态本身就是一种整体功能失调的表现，所以中医有其独到之处。中医理论认为，健康的状态就是“阴平阳秘，精神乃治”，早在《黄帝内经》中就有“不治已病治未病”的论述，因此调整阴阳平衡是让人摆脱亚健康状态的总体大法。

社会需求是任何学科和产业发展的第一推动力，因此，近几年来亚健康研究机构和相关服务机构应运而生，蓬勃发展。但由于亚健康学科总体发展水平还处于起步阶段，目前的客观现状还是亚健康服务水平整体低下，亚健康服务手段缺乏规范，亚健康服务管理总体混乱，亚健康专业人才严重匮乏，尤其是亚健康专业人才的数量匮乏和质量低下已成为制约亚健康事业发展的瓶颈。突出中医特色，科学构建亚健康学科体系，加强亚健康专业人才的培养，是促进亚健康事业发展的一项重要工作。由此，我们在得到国家中医药管理局的专题立项后，在中和亚健康服务中心和中国中医药出版社的支持下，以中华中医药学会亚健康分会、湖南中医药大学为主，组织百余名专家、学者致力于亚健康学学科体系构建的研究，并着手编纂亚健康专业系列教材，以便于亚健康人才的培养。该套教材围绕亚健康的中心主题，以中医学为主要理论基础，结合现代亚健康检测技术和干预手段设置课程，以构筑亚健康师所必备的基础知识与能力为主要目的，重在提升亚健康师的服务水平，侧重培训教材的基础性、实用性和全面性。读者对象主要为亚健康师学员和教师；从事公共健康的专业咨询管理人员；健康诊所经营管理人员；从事医疗、护理及保健工作人员；从事保健产品的生产及销售工作人员；从事公共健康教学、食品教学的研究与宣教人员；大专院校学生及相关人员；有志于亚健康事业的相关人员。

亚健康专业系列教材第一批和第二批包括16门课程，具体为：

第一批：

（1）《亚健康学基础》，为亚健康学科体系的主干内容之一。系统介绍健康与亚健康的概念、亚健康概念的形成和发展、亚健康的范畴、亚健康的流行病学调查、未病学与亚健康、亚健康的中医辨证、中医保健养生的基本知识、亚健康的检测与评估、健康管理与亚健康、亚健康的综合干预、亚健康的研究展望等亚健康相关基础理论。

（2）《亚健康临床指南》，为亚健康学科体系的主干内容之一。针对亚健康人群常见症状、各种证候群和某些疾病倾向，介绍相对完善的干预方案，包括中药调理、饮食调理、针灸调理、推拿按摩、运动调理、心理调理、音乐调理等。

（3）《亚健康诊疗技能》，为亚健康学科体系的主干内容之一。介绍临床实用的亚健康诊疗技能，如各种中医常见诊断方法、常用心理咨询的一般理论与方法技巧、各种检测仪器与干预设备、针灸、火罐、水疗、推拿按摩、刮痧、整脊疗法、气功等。

（4）《中医学基础》，为亚健康学科体系的辅修内容之一。系统介绍中医的阴阳学说、五行学说、气血津液学说、藏象学说、病因病机学说、体质学说、经络学说、治则与治法、预防和养生学说、诊法、辨证等中医基础理论。

（5）《中医方药学》，为亚健康学科体系的辅修内容之一。着重介绍与亚健康干预关系密切的常用中药和常用方剂的功效、主治、适应证及注意事项等。

(6)《中医药膳与食疗》，为亚健康学科体系的辅修内容之一。以中医药膳学为基础，重点介绍常见亚健康状态人群宜用的药膳或食疗方法及禁忌事项。

(7)《保健品与亚健康》，为亚健康学科体系的辅修内容之一。介绍亚健康保健品的研发思路及目前市场常用的与亚健康相关的保健品。

(8)《足疗与亚健康》，为亚健康学科体系的辅修内容之一。着重介绍亚健康足疗的基本概念、机理、穴位、操作手法及适应的亚健康状况。

(9)《亚健康产品营销》，为亚健康学科体系的辅修内容之一。介绍一般的营销学原理、方法与语言沟通技巧，在此基础上详细介绍亚健康产品营销技巧。

(10)《亚健康管理》，为亚健康学科体系的辅修内容之一。包括国家的政策法规、亚健康服务机构的行政管理、亚健康服务的健康档案管理等。

第二批：

(11)《亚健康刮痧调理》，为亚健康学科体系的辅修内容之一。介绍了刮痧的基础知识和基本手法，并详细阐述了常见亚健康的刮痧调理方法。

(12)《亚健康经络调理》，为亚健康学科体系的辅修内容之一。介绍了经络的基础知识和经络调理的基础手法，并系统阐述了不同经络亚健康的推拿、按摩、点穴手法。

(13)《亚健康芳香调理》，为亚健康学科体系的辅修内容之一。以芳香疗法为基础，重点介绍了芳香疗法的基础知识、精油的配制及使用，以及如何运用芳香疗法调理亚健康。

(14)《亚健康音乐调理基础》，为亚健康学科体系的辅修内容之一。主要介绍了西方音乐治疗、中医五音治疗的基础知识和基本原理，并介绍了亚健康音乐调理的方法与疗效评估方法。

(15)《亚健康中医体质辨识与调理》，为亚健康学科体系的辅修内容之一。以体质学说为基础，重点介绍了体质学说在亚健康学中的运用、亚健康体质的调理与预防。

(16)《少儿亚健康推拿调理》，为亚健康学科体系的辅修内容之一。介绍了少儿推拿手法、穴位及少儿常见亚健康的推拿调理。

在前两批共 16 本教材编写基本完成的基础上，编委会陆续启动了第三批教材的编写，内容主要涉及亚健康学与其他学科形成的交叉学科及亚健康学的临床运用。第三批教材计划包括：《皮肤亚健康学》《睡眠亚健康学》《中医蜂疗与亚健康》《亚健康红外技术调理》《亚健康红外热成像测评》《营养代餐与减脂》《儿童亚健康学》《亚健康整脊调理》等。

在亚健康学学科体系构建的研究和亚健康专业系列教材的编纂过程中，得到了王永炎院士的悉心指导，在此表示衷心感谢！由于亚健康学科体系的研究与教材的编写是一项全新而且涉及多学科知识的艰难工作，加上我们的水平与知识所限，时间匆促，其中定有不尽如人意之处，好在任何事情均有从无到有，从不成熟、不完善到逐渐成熟和完善的过程，真诚希望各位专家、读者多提宝贵意见，权当“射矢之的”，以便第二版修订时不断进步。

何清湖
2018 年 2 月于湖南中医药大学

编写说明

亚健康状态是疾病发生前的一个可逆转时期，是预防疾病发生的重要时机。亚健康检测可以在人体还没有出现明显的症状和体征之前检测出即将或可能发生的疾病，指导早期干预，延缓或避免疾病的发生。因此，及时检测出亚健康状态，对疾病的提前预防将是莫大的帮助。

红外热成像技术应用于医学领域已经有几十年的时间了。早在1913年，美国就成立了研究红外热成像的学术机构，并开始运用于临床。1977年，世界上已经有75个医疗机构用热成像仪来诊断疾病。从20世纪80年代到90年代，世界各国召开的红外热成像学术会议，无论数量还是规模都在不断提升，范围也更广，许多发达国家相继研制出多种专供医用的红外热成像仪，比如美国的医学家利用红外热成像仪来研究肿瘤的早期诊断，尤其是在乳腺癌的早期诊断方面取得了很好的效果。如美国爱因斯坦医学院的Ran Lanson医生，他用红外热成像仪检查了数以万计的妇女，乳腺癌检测的准确率达到92%。日本医学家利用红外热成像仪监测皮肤以确定冻伤、烧伤的面积。不仅如此，红外热成像技术在其他疾病的诊断应用上，如甲状腺疾病、睾丸疾病，以及颈、肩、腰、腿痛等方面积累了很多的经验。红外热成像仪对心脑血管疾病的观察为医生提供了很好的诊断依据。

红外热成像技术在我国起步较晚，20世纪70年代末，国内有个别的大医院和学术机构开始引进红外热成像仪用于医学临床研究，并且发表了远红外在医疗方面运用的许多文章，自此以后，医用红外热成像技术发展速度加快。随着医用红外热成像仪的不断普及和人们对红外热成像技术认识的不断加深，红外热成像仪对于人体亚健康状态检测和评估的优势逐渐凸显出来，加上其检测过程中的无辐射、无创、无痛等诸多优势，越来越多的医疗机构、体检机构、健康管理机构等开始使用医用红外热成像仪，开启对人们身体功能状态的检测、评估，以及对重大疾病的早期预警和筛查。

当前，我国医疗卫生的重点正在由“以治疗为主”向“以预防为主”转移，因此，对疾病的前期状态——亚健康的关注程度也越来越高。但由于亚健康学科和医用红外热成像技术总体的发展水平还相对低下，尤其是亚健康和红外热成像专业人才的匮乏，已成为制约亚健康和医用红外产业发展的瓶颈。科学构建亚健康和医用红外学科体系，培养大量高水平的专业人才，是亚健康和医用红外产业发展的当务之急。希望《亚健康红外热成像测评》教材的编纂和出版，对于改善和解决当前专业人才和教材匮乏的现状能有所帮助，同时本教材也是对亚健康和医用红外热成像人才培养体系和课程设置的一种大胆探索，希望大家提出更多的宝贵意见。

本教材对红外热成像技术在亚健康领域中的应用价值，提出了新的概念，对以往几十年的医用红外热成像检测技术进行了认真的分析和总结，建立了以中医基础理论、非平衡热力学理论为理论基础的人体热能量定位、定性、定量的判图原则，用相对区域温度差表达三焦、五脏六腑、体质、经络等的热结构特征，判断其阴阳、寒热的偏离状态。红外热成像检测的人体热结构与中医阴阳寒热虚实证候的病理改变完全吻合，也由此创建了中医证候和体质热力学研究方法。

本教材通过一些红外检测与临床辨证相结合的典型病例，诠释红外热成像显示的异常热源的意义，突出红外热成像检测在亚健康检测评估中早期、可视、绿色、无创等特色，以期能让广大读者科学地认识和理解红外热成像在亚健康检测和评估中的作用，提升亚健康红外热成像检测技术的理论内涵和实践价值。

本教材适用对象包括：各科室临床医师；专业红外热成像检测师、评估师；红外热成像仪设备操作相关医师和从业人员；从事医学影像测评的专业人员；医疗机构、治未病中心、体检机构、健康管理中心的体检工作者；从事公共健康的专业咨询管理人员；从事红外热成像技术应用研究的工作人员；医学院校学生及相关人员；有志于从事红外热成像检测和评估技术的所有人员。

全书内容分为五章：第一章主要介绍医用红外热成像技术的发展历史、应用前景，以及和其他医学影像技术之间的区别；第二章详细介绍医用红外热成像仪的基本原理及操作要求；第三章主要介绍亚健康红外热成像测评基础理论；第四章详细介绍红外热成像技术在亚健康测评中的应用和建设中医红外特色专科及远程专家评估；第五章主要介绍一些常见的典型红外热成像。

本教材在编写中，参考了国内外多项红外课题研究结果、文献和专著，大部分成果来源于目前正在进行的国家中医药行业科研专项项目“基于红外热成像技术的正常人体中医特征热图研究”，力求内容丰富翔实，层次清楚，文字精练，描述准确，突出应用，同时图文并茂，形象易学。不足之处请大家批评、指正，并提出宝贵意见！

在本教材的编写中，还得到了2014年国家中医药行业科研专项项目红外热成像课题组和各子课题承担单位的领导、专家以及各红外热成像仪厂家的大力支持，在此一并表示最衷心的感谢！

《亚健康红外热成像测评》编委会

2018年2月

目 录
CONTENTS

第一章　概　述

第一节　医用红外热成像技术的发展源流与历史

医用红外热成像技术指在医学、计算机学和物理学理论的指导下，通过红外摄像头采集人体发出的红外线，经过计算机软件处理，形成红外热成像，来解析人体目前的健康状态和未来疾病的发展趋势。

红外热成像技术应用于医学领域已有几十年的历史。1956 年，美国著名的外科医师 Ran Lanson 用红外扫描技术证实了乳腺癌皮肤温度比正常部位高，这一发现拉开了红外扫描技术临床应用研究的序幕。1961 年，英国医师 Walliams KL 用红外扫描仪拍摄了世界上第一张乳腺癌热成像。1971 年，Meboume 在第九届国际医学生物工程学会议上，正式提出了医用热像图摄影装置，这标志着医用红外热成像技术日趋成熟，随后红外热成像技术的开发、应用热潮迅速在世界各地兴起。

我国自 1965 年开始由原电子部 11 所王泽普教授等受命进行红外热成像技术开发与军事应用研究。20 世纪 80 年代初形成了早期民用热成像仪产品，随后逐步在工业、医学领域中推广应用。1979 年，姜宗桥等发表了第一篇国产热成像仪临床应用的报道，表明我国医用红外热成像技术开发应用与国际进展基本同步。同期，北京大学肿瘤医院胡永升教授将热成像技术应用于临床乳腺领域，在乳腺疾病的早期筛查、诊疗中发挥了巨大的作用；重庆第三军医大学（现中国人民解放军陆军军医大学）吴士明教授将红外热成像技术应用于临床疼痛诊疗领域。

近 20 年来，由于光电技术和计算机技术的发展，使热成像仪的分辨能力、清晰度达到了可以满足临床需要的水平。2000 年 6 月，美国 CTI 公司率先通过红外热成像仪诊断乳腺疾病在美国 FDA 临床试用。随后美国、法国、日本、德国等国家在非制冷红外热成像仪方面也做出了非常好的产品。2003 年，FLIR 公司产品获得美国 FDA 认证，将红外热成像用于 SARS 和禽流感（Bird Flu）等流行病筛查，随后其产品应用到航天飞机上，现占全球热成像产品市场份额的 65%。至今，全世界数千个医疗机构开始使用红外热成像仪，科研学术力量不断发展、壮大。目前国内常用的红外热成像设备主要有以下几款：

1. 由中国电子科技集团公司第十一研究所研发生产的中和亚健康红外测评仪 YJKCP－Ⅱ型（图 1－1）。

2. 由上海维恩伟业红外医疗器械有限公司研发生产的中和亚健康红外测评仪

MTI－economy型（图1－2）。

3. 由重庆宝通华医疗器械有限公司研发生产的医用红外测评仪 DH－2010 型（图1－3）。

4. 由杭州新瀚光电科技有限公司生产的医用红外热成像仪 TMT－9000 型（图1－4）。

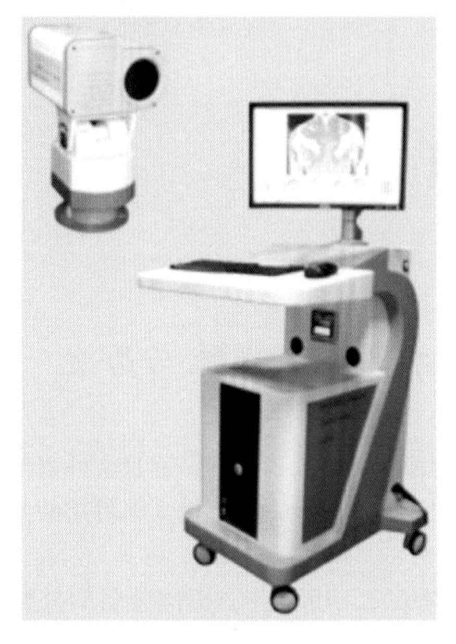

图1－1　中和亚健康红外测评仪 YJKCP－Ⅱ型

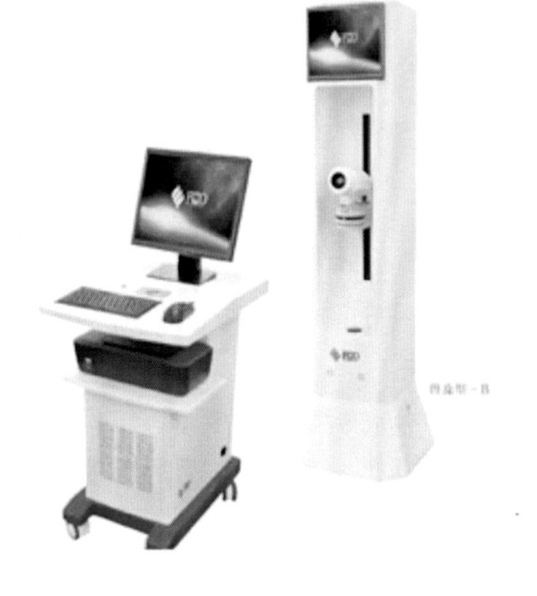

图1－2　中和亚健康红外测评仪 MTI－economy 型

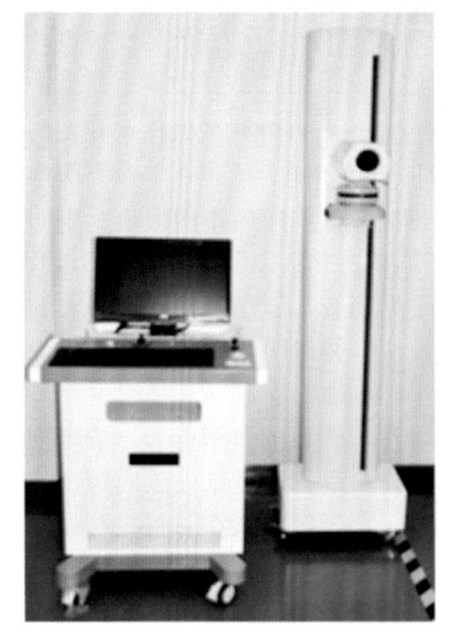

图1－3　医用红外测评仪 DH－2010 型

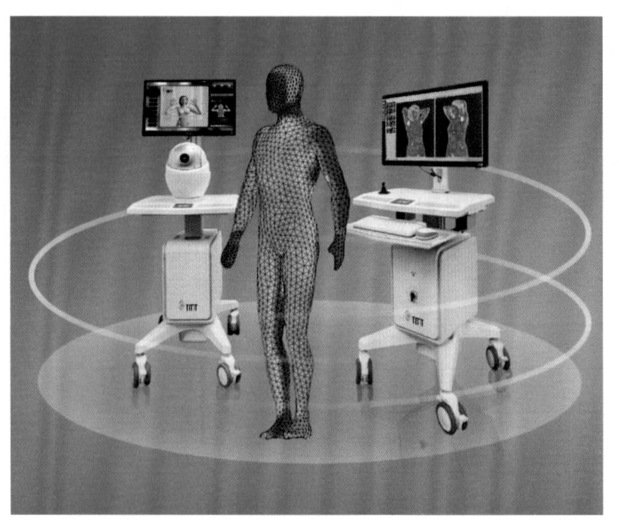

图1－4　新瀚光电医用红外热成像仪 TMT－9000 型

近年来，在国内红外热成像工作者的共同努力下，热成像技术的应用取得了较大的进步。目前国内约有400多家科研单位和医疗机构在使用红外热成像技术，中华医学会、中华中医药学会已经举行了多次全国红外热成像学术交流会。自2006年以来，孙涛、王超、谢胜、李洪娟、罗云等在西医临床的基础上，将中医理论思想系统化地引入热成像图分析，在中医辨体与辨证的应用研究方面，取得了初步的成果，自2008年以来已连续完成了二十余项国家级、省部级红外课题，组织全国知名红外专家进行了深入系统的研究。

2008年11月，在钟南山、俞梦孙院士的指导下，广州呼吸疾病研究所完成了红外热成像上呼吸道疾病快速筛查法，通过了中华医学会组织的专家审评，成为抗击SARS和Bird Flu等重大流行病的有效筛查防线。近期检索到医用红外技术研究与应用方面比较有价值的文献约20余万篇，其中，国外10万余篇，国内9万余篇。红外热成像测评具有明显的超前性，能提前发现人体的功能性变化，有利于实现“未病先防”的医学理念。

第二节 医用红外热成像技术的应用范围与前景

目前，医用红外热成像技术在中医基础理论研究、亚健康理论研究、辅助医学临床诊疗、大病早期预警，以及重点专科、治未病中心、体检中心、亚健康专业调理机构等的应用与建设中发挥了日益重要的作用。

中医理论与红外热成像技术原理具有高度的吻合性，中医学理论核心是整体辨证观和动态平衡观，而红外热成像技术可以获得人体连续的、动态的功能代谢信息，提示机体的功能状态及发展趋势。因此，用红外热成像技术来研究中医学的基本理论具有良好的可行性。而且红外热成像技术的特点是收集和分析人体表面热辐射信息，也符合中医“有诸内必形诸外”“司外揣内，以象察脏”的诊断思想。

红外热成像技术可以将传统千百年来只能通过望、闻、问、切四诊等原始手段获取的人体信息，通过数值化和可视化的影像形式客观地呈现出来，拓展了中医四诊，对就诊者的脏腑、气血、阴阳的整体功能状态做出全面的、客观的、综合的评价，从而可以对患者提出合理的治疗措施，对亚健康人群能够制订出“治未病”的调理方案，可以预见，传统中医将不再神秘。

红外热成像技术用于中医研究已经有20多年的历史，特别是在经络穴位研究中取得了丰硕的成果。许多学者研究发现，中医寒热、阴阳证型的变化可以归结为代谢、产热的不同，故我们可以通过红外热成像测得的温度分布和温差的不同来分辨不同的中医证型。根据中医基础理论和现代物理理论，建立脏腑定位和寒热秩序偏离定性的红外分析方法，把人体热结构与中医证候紧密联系到一起，有利于实现红外热成像检测辅助中医临床诊疗。

在中医理论的指导下，结合红外热成像检测技术，可在临床诊治许多的患者和亚健康人群，如宫寒不孕、感染高热待查、疼痛、乳腺增生、乳腺癌、中风、冠心病、糖尿病足、失眠、疲劳综合征等病症，都获得了良好的临床疗效。且在红外检测前后的热成像对比上，亦有客观明显的改善，因此，我们还可以用红外热成像检测技术来评价药物干预治疗的效果，目前在各医院临床科室、治未病中心、体检中心、健康管理中心已逐渐开始应用。

红外热成像检测最重要的一个优势就是早期预警。目前，心脑血管疾病和肿瘤的发病率日益增高，而X线、B超、CT、MRI等影像技术都属于结构影像技术，只有在疾病形成病灶之后才能发现疾病。而疾病在出现组织结构和形态变化之前，细胞代谢会发生异常，人体会发生温度的改变，温度的高低、温场的形状、温差的大小可以反映出疾病的部位、性质和程度。红外热成像检测主要是功能状态的影像技术，是根据人体温度的异常来发现疾病。因此，红外热成像检测能够在机体只有功能障碍，尚没有明显组织结构异常的情况下，解读出潜在的隐患，更早地发现问题。有资料显示，相比结构影像检测，远红外热成像检测可提前半年乃至更早发现病变，为疾病的早期发现与防治赢得了宝贵的时间。红外热成像指导早期发现，早期干预，不但可以节省医疗费用，还可以提高患者的生活质量。

正是由于红外热成像技术的这种功能影像学的存在，使我们能对未病状态得以评估和量化，预知人体疾病的发生情况。目前在亚健康领域得到了广泛的应用，如评测亚健康及未病状态、指导亚健康干预调理、对干预前后客观化的疗效评价等，是目前认知亚健康最有力的测评手段。

此外，医用红外热成像技术在中医舌诊、面诊研究，专科建设，药物研究，疗效评价等方面亦有良好的应用，其应用前景广泛。

第三节　医用红外热成像技术与其他医学影像技术的区别

医用红外热成像技术作为一种功能影像学技术，对人体的功能诊断与识别较X线、CT、MRI等具有明显的优势，但由于设备的特性，亦存在一定的局限性，下面将医用红外热成像技术与其他医学影像技术之间的区别简要介绍如下：

一、医用红外热成像技术与其他医学影像技术之间的区别（表1-1）

表1-1　医用红外热成像技术与其他医学影像技术之间的区别

序号	分项	医用红外热成像技术	其他医学影像技术
1	影像学分类	功能影像学	组织结构影像学
2	影像特点	早期功能性改变既有明显的反应	检测结构性改变已经形成
3	检测特点	被动检查、快速、灵敏	主动检查
4	对人体有无伤害	绿色、无创、无辐射	有辐射或造影剂损伤
5	适应范围	功能性及器质性改变均可	适合组织结构发生改变的疾病
6	购置成本	较便宜	较贵

二、近红外乳腺检查技术与远红外热成像技术的区别（表1－2）

表1－2　近红外乳腺检查技术与远红外热成像技术的区别

序号	区别项	近红外乳腺检查技术	远红外热成像技术
1	光谱	红光波段：0.64～0.76μm 近红外波段：0.76～1.7μm	远红外波段：8～14μm
2	形式	主动式	被动式
3	照射形式	近红外光源透照	远红外热辐射成像
4	成像原理	近红外光对血红蛋白选择性吸收	人体辐射强弱计算机成像
5	影像学分类	组织结构影像学	功能影像学
6	医学应用	只适用于乳腺组织器官检查，如乳腺增生、乳腺癌等	适用于全身各系统疾病的检查及疗效观察
7	影像特点	显示乳腺正常及异常的组织结构形态	显示全身组织、器官正常功能状态及结构病理状态
8	仪器结构	①近红外探头（光源） ②摄像头 ③监视器（工作站安装电脑系列）	①人体辐射采集装置（摄像头） ②计算机硬件、软件 ③附属装置
9	诊断原理	根据红外光源透照乳腺，其被组织吸收的强弱而形成灰度图像	根据人体温度的热分布状态形成红外热成像

三、医用红外热成像技术的优缺点

红外热成像技术与其他任何影像学诊断一样，各有其优缺点，可以相互补充。临床必须收集到准确的病史、体征、实验室检查及其他影像学诊断资料，排除各种干扰因素，综合考虑，才能做出较符合实际的诊断。

（一）医用红外热成像技术的优点

1. 红外热成像系被动接受人体的自身辐射而形成热成像。在摄取热成像过程中，人体不接受X线、超声波、电磁波的作用，因此，这种诊断方法对人体无害、无损伤，可用于各类患者，包括孕妇、胎儿，且可多次、反复使用。

2. 为非接触测量，患者无任何痛苦，检查方法简便迅速，特别适用于门诊。

3. 一次可以观察全身，可作为探索性检查，进而再重点观测或做其他辅助检查，尤其适用于健康检查。

4. 精确度、分辨率高。温度分辨率为0.05℃，空间分辨率为0.8mrad，可以反映出0.05～0.1℃的温度变化，可以早期发现亚健康状态或疾病。

5. 检测所得为高清晰度彩色图像，具有直观、形象的特点，加上强大的软件处理功能，便于分析诊断。

6. 可以进行连续的动态观察，可将不同时间的温度进行对比分析。

7. 该检查应用范围广，临床价值大。可进行显微外科手术前、后观测，以及术后近期、远期随访；可用于胸廓出口综合征的诊断及治疗观察；可判断烧伤深度；可探测肿瘤的位置及范围；可诊断关节炎的病变部位及范围；可用于药物疗效观察，了解药物作用的强弱、作用的持续时间等。

8. 是目前定位、定性疼痛的唯一有效设备。

（二）医用红外热成像技术的缺点

由于红外设备自身的特性，亦存在一定的局限性：

1. 深层组织及过于肥胖的人较难观察。
2. 目前尚不能直接观察胰腺、肾脏及心脏。
3. 受干扰因素较多，所以在拍摄时应设法排除各种干扰因素。
4. 因其敏感性很高，所以对大部分疾病诊断的特异性较低。

第二章　医用红外热成像仪的基本原理及操作要求

第一节　红外辐射的基本知识

红外辐射，又称“红外光”或“红外线”。不同名称中“红外”是不可少的，它不仅限定了一种特定“辐射”“光”“射线”的意义，也表明了这些名称的由来。红外辐射从可见光红外边界开始，一直扩展到电子学中的微波区边界。其短波方面的界限位于可见光谱红光以外，一般定义为0.78μm；长波方面的界限可以定到1000μm，是个相当宽的区域。

一、简史

1666年，英国物理学家牛顿发现太阳光经过三棱镜后分成彩色光带——红、橙、黄、绿、青、蓝、紫，其中红色光以外用温度计测量，发现比红光温度要高（图2－1）。

1800年，英国天文学家F. W. 赫歇耳在用水银温度计研究太阳光谱的热效应时，发现热效应最显著的部位不在彩色光带内，而在红光之外。因此，他认为在红光之外存在着一种不可见光。后来的实验证明，这种不可见光与可见光具有相同的物理性质，遵守相同的规律，所不同的只是一个物理参数——波长。这种不可见光被称为红外辐射，又称红外光、红外线。

17～18世纪，许多物理学家认为，光（包括红外光和紫外光）具有波动的性质，有一定的传播速度，波长是它的特征参数，并可以测量。可见光的颜色不同，反映了它们的波长不同。紫光的波长最短，红光的波长最长，红外辐射的波长则更长，紫外光的波长比紫光更短。

1864年，英国物理学家J. C. 麦克斯韦从理论上总结了当时已有的电磁学规律，提出了存在电磁波的可能性，其传播速度可用纯电学量计算出来。后来的实际测量证明，其传播速度就是光速。因而猜想，光波就是电磁波。

1887年，德国科学家H. R. 赫兹用实验证实了这一猜想。已知带电体受到扰动就会发射出电磁波，扰动越强烈，发射出的电磁波的能量就越大，波长就越短。由于受扰动的方式有多种，电磁波的波长范围很广。整个电磁波谱各波段的名称和波长范围见图2－2。

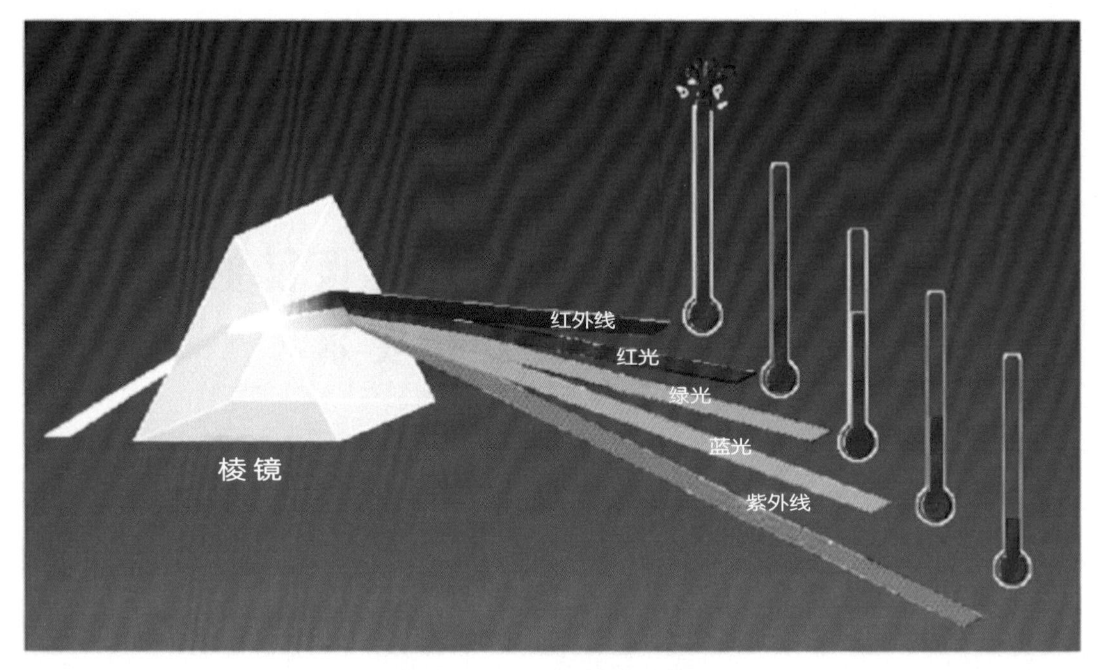

图 2－1　不同光的温度示意图

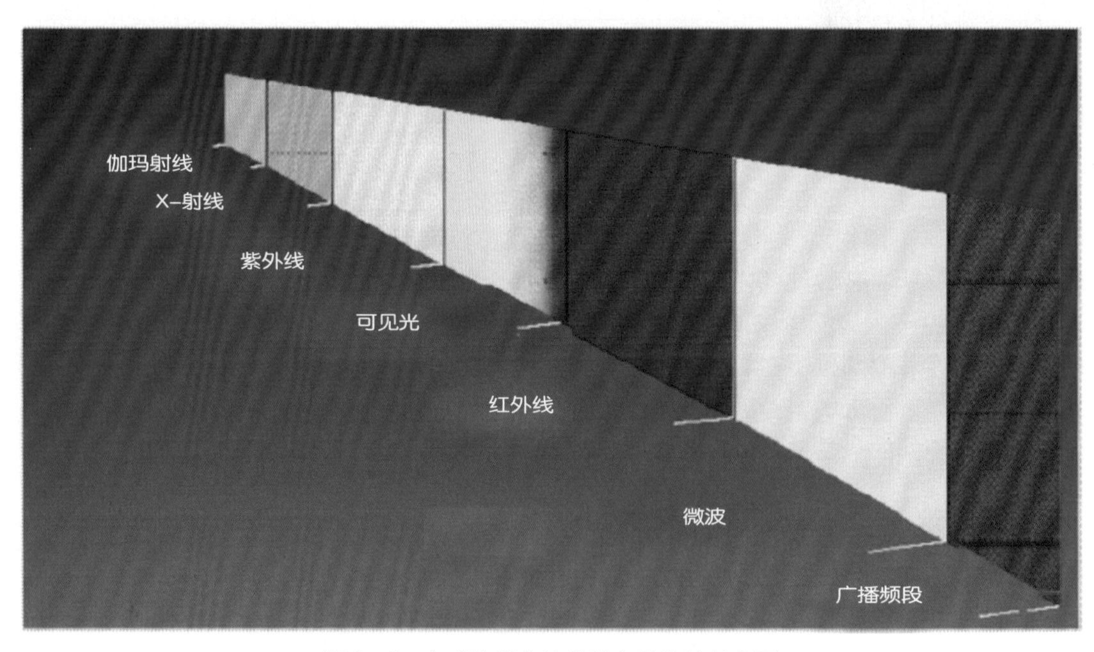

图 2－2　电磁波谱各波段的名称和波长范围

红外辐射位于电磁波谱的中央，其波长覆盖四个数量级。在整个电磁波谱中，不管是哪一个波段，其传播速度都是光速 c，波长为 λ（cm），每秒振动数称为频率 ν（秒$^{-1}$），则

$$\lambda\nu = c \tag{1}$$

二、红外波段的划分

电磁波谱划分为许多不同名称的波段。主要是根据它们的产生方法、传播方式、测量技术和应用范围的不同而自然划分的。而红外波段在整个电磁波谱中只占一小部分，全部电磁波谱包含20个数量级的频率范围，可见光的波段范围（0.38～0.78μm）只跨过一个倍频程，而红外波段（0.78～1000μm）却跨过大约10个倍频程。因此红外光谱区比可见光谱区含有更丰富的内容。因此，在红外技术领域中，通常把整个红外辐射光谱区按波长分为四个波段（表2－1）。

表2－1　红外辐射波段划分

波段	近红外	中红外	远红外	极远红外
波段/μm	0.78～3μm	3～8μm	8～14μm	14～1000μm

这样的划分方法基本上是考虑了红外辐射在地球大气层中的传播特性而确定的。由于大气对红外辐射的吸收只留下三个“窗口”，即1～3μm、3～8μm、8～14μm，可让红外辐射通过。因而在军事应用上分别称这三个波段为近红外、中红外、远红外波段，8～14μm也称为长波红外（图2－3）。

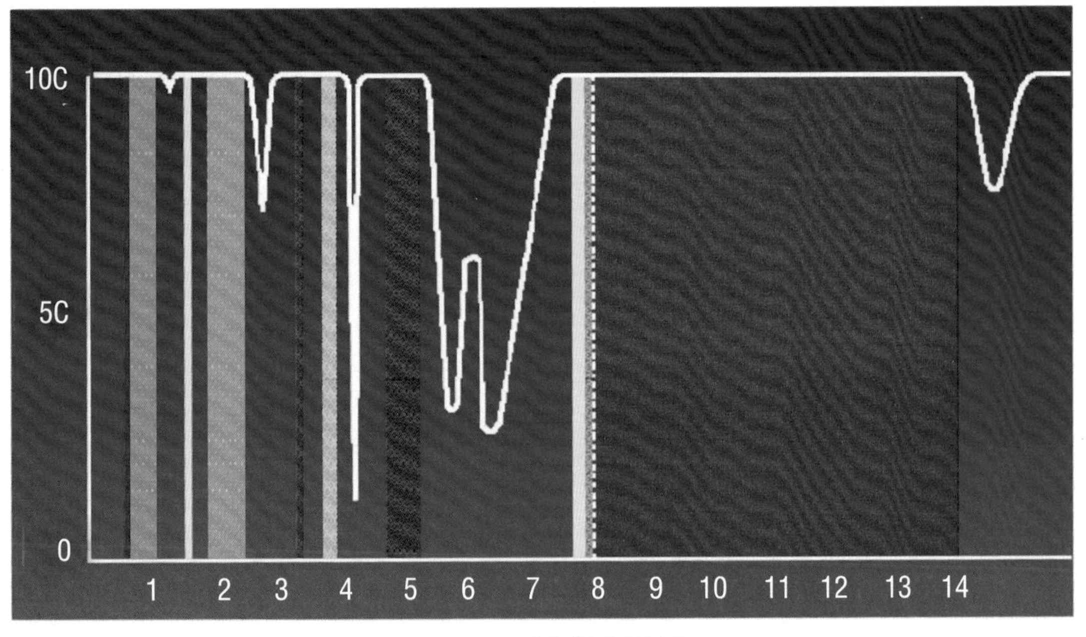

图2－3　红外辐射波段划分

在光谱学中，划分波段的方法尚不统一。一般以0.78～3μm、3～8μm、8～14μm及14～1000μm分别作为近红外、中红外、远红外及极远红外波段。近红外是可以用石英玻璃作为透射材料并有许多探测器可以进行检测的波段；中红外、远红外和极远红外也都有相对应的各种探测器作为接收器件而被广泛使用。

三、辐射的产生

在物质内部，电子、原子、分子都在不断地运动，有很多可能的运动状态。这些状态都是稳定的，各具有一定的能量，通常用“能级”来表示这些状态。在正常情况下，物质总是处在能量最低的能级上（基态）。如果有外界的刺激或干扰，把适当的能量传递给电子、原子或分子，后者就可以改变运动状态，进入能量较高的能级（激发态）。但是，电子、原子或分子在激发态停留的时间很短，很快就回复到能量较低的能级中去，把多余的能量释放出来。释放能量的方式有多种，最常见的是发射电磁波。根据现代量子论的概念，从较高能级 E_1 回复到较低能级 E_0 时，发射出来的电磁波的频率为：

$$\nu = (E_1 - E_0)/h \tag{2}$$

式中 h 为普朗克常数，$h = 6.626 \times 10^{-34}$ 焦・秒，$h\nu$ 是发射出来的能量单元，称为光子。

因此，辐射是从物质中发射出来的。任何一块小的物体都包含着极大数目的原子或分子，每个原子或分子都有很多能级，从高能级跃迁到低能级都能发射光子。实际发射出来的电磁波就是这些大量光子的总和。各个原子或分子发射光子的过程基本上是互相独立的；光子发射的时间有先有后，光子发射时，原子或分子在空间的取向有各种可能，因而光子可向各个方向发射，其电磁场振动也可有各种方向；再加上物体内各能级之间的相互影响，两个能级之间的能量差会有极小的变动。所有这些因素的联合作用，使所发射出来的辐射包含着各种频率，没有一定的相位，没有一定的偏振，这就是非相干辐射。

现代科学技术能采用适当办法，迫使某两个能级之间的光子发射过程都发生在同一时间并向同一方向，这样得到的频带非常狭窄、方向性极好、强度很高，而且是偏振的相干辐射，这就是激光。在无线电波和微波范围内，电磁波的产生是利用电子在真空里的运动，迫使所有电子做相同的运动态的改变，这样就会发射出单一频率的、偏振的相干辐射。

四、红外辐射度学

红外辐射度学的术语比较复杂，必须区分辐射的发出和接受两个方面，标明扩展源的方向性。扩展源就是尺寸与测量距离相比不可忽略的辐射源；反之，则可当作点源看待。

（一）红外辐射的基本辐射量

通常把以电磁波形式传播的能量称为辐射能。辐射能既可表示在确定的时间间隔内由辐射源发出的全部电磁能，也可以表示被阻挡物体表面所接收的能量。但是，所使用的探测器大多数不是积累型的，它们响应的不是表示传递的总能量，而是辐射能传递的速率，即辐射功率。因此，发射功率以及派生的几个辐射学中的物理量属于基本辐射量。

（二）辐射功率或辐射通量

辐射功率就是单位时间发射（传输或接收）的辐射能，单位为瓦（焦/秒）。因此辐射功率的定义表示为：

$$P = \lim_{\Delta t \to 0}\left(\frac{\Delta Q}{\Delta t}\right) = \frac{\partial Q}{\partial t} \tag{3}$$

在不少文献中，常使用辐射通量这个术语，并用符号 Φ 表示，其意义与辐射功率相同。

（三）辐射出射度

在其他条件相同时，辐射源的发射面积越大，发射的辐射功率也越大。因此，为描述辐射源表面所发射的辐射功率沿表面位置的分布特性，必须知道辐射源单位表面积向半球空间（2π）球面度发射的辐射功率，这就是辐射出射度，其定义表示为：

$$M = \lim_{\Delta A \leftarrow 0}\left(\frac{\Delta P}{\Delta A}\right) = \frac{\partial P}{\partial A} \tag{4}$$

式中 A 为辐射源表面积。对于表面发射不均匀的物体，辐射出射度 M 是表面上位置 x 的函数。辐射出射度对源发射表面积积分，给出源发射的总辐射功率为：

$$P = \int_A M \mathrm{d}A \tag{5}$$

由辐射出射度的定义不难看出，其单位为瓦・平方米（W/㎡）。

（四）辐射强度

为了描述点源发射的辐射功率在空间不同方向上的分布特性，需要用辐射强度的概念。如图 2 -4 所示，若一个点源围绕某指定方向的小立体角 $\Delta\Omega$ 内发射的辐射功率为 ΔP，则两者之比的极限值定义为辐射源在该方向的辐射强度，用 I 表示，其定义表示为：

$$I = \lim_{\Delta\Omega \to 0}\left(\frac{\Delta P}{\Delta\Omega}\right) = \frac{\partial P}{\partial\Omega} \tag{6}$$

因此，辐射强度就是点源在某方向上单位立体角内发射的辐射功率，单位为瓦・球面度$^{-1}$。

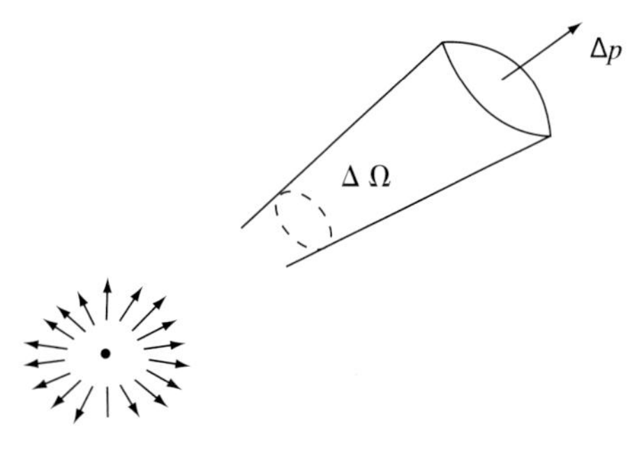

图 2 -4　点源的辐射强度

五、红外辐射的传输及大气透过特性

（一）红外辐射的传输

在红外应用中，红外辐射在到达红外仪器以前，必须经过真空或介质。红外辐射在通过介质（如大气、光学材料等）时，由于受到介质材料的吸收、散射或反射的影响，会引起衰减，对于某些波长甚至会完全不透过。例如金属对于红外辐射基本上是不透明的，只有很薄的金属膜才略有透过。多数半导体材料（如锗、硅等）对于可见光是不透明的，而对于红外辐射则是透明的，因此半导体是重要的红外透光材料。有些塑料薄膜也能透过红外辐射。对于液体来说，大多数对于红外辐射都有很强烈的吸收。对于气体来说，其对红外辐射也有不同程度的吸收。

红外辐射的散射是由于介质的不均匀，晶体不完整，密度不一致，有杂质或悬浮小颗粒等所引起，红外辐射在传输过程中遇到这些不均匀处时，由于反射或折射使光线改变传播方向，从而引起散射，例如大气中的雾、云、雨、雪和烟雾，以及光学材料中的气泡等。

由于我们所使用的红外仪器一般在地面或对空使用，因此在观察目标时，必然要通过大气，但是大气虽然对于可见光是透明的，对于红外辐射却不然。

（二）大气透过特性

1. 大气组成成分

简单来说，大气是由气体、固体微粒和液体微粒所组成。组成气体的主要成分是氮气、氧气和氩气，三者占了大气体积的99.9%以上；大气中的一些次要成分，如水蒸气、二氧化碳、甲烷等占总体积的0.1%。

大气中除含有各种气体分子外，还有悬浮于大气中的各种固体和液体粒子，这些粒子（如雾、云、雨、雪、烟雾、灰尘、碳粒子、盐粒子及微生物等）的成分、形状、大小不一，其半径范围一般为0.01～20μm。这些悬浮粒子本身对红外辐射产生散射。上述悬浮物与气体分子相结合组成的大气，称为气溶胶，其对辐射也可起到吸收和散射的作用。

2. 大气对红外线的吸收

大气中的三种主要成分在相当宽的波段内对红外辐射没有吸收作用。但大气中的一些次要成分对红外辐射都存在着不同程度的吸收带，如二氧化碳对4.3μm和15μm等波长有着强烈的吸收，对0.78～1.24μm以及1.4μm、1.6μm、2.0μm、2.7μm、4.8μm、5.2μm、9.4μm、10.4μm有不太强的吸收带。水蒸气对2.7μm和6.3μm有较强的吸收带，对0.54μm、0.72μm、0.81μm、0.85μm、0.94μm、1.1μm、1.38μm、1.87μm、3.2μm有不太强的吸收带。此外，臭氧对9.6μm有较强的吸收带；甲烷对3.2μm和7.6μm有较强的吸收带等。

由于这些吸收的存在，使大气对不同波长的红外辐射透过能力不一致，造成了大气对红外辐射的透过形成了几个“窗口”，如2～2.5μm、3～4μm、4.5～5μm、8～14μm等。一般统称为1～3μm、3～5μm、8～14μm三个“大气窗口”。在大气的成分中，由于水蒸气的含量是随着季节、地域变化的，造成上述窗口会有一些变化。在实际应用中，大多数红外系统必须通过地球大气才能观察到目标，这对红外系统来说是不利的，因此，在设计和使用中必须考虑红外辐射通过大气时的衰减，所选择的工作波段必须与大气窗口相一致。

（三）大气对红外线的散射

散射是由粒子吸收红外辐射源传输的能量并重新辐射所引起的，由于这种重新辐射可以产生在前后不同的方向，因而衰减了原来的辐射能量。

散射所引起的衰减取决于粒子的浓度和粒子的大小。被衰减的红外辐射波长与粒子的大小（半径为 b）有关。当 $b<\lambda$ 时，为瑞利散射，由于这种散射主要由气体分子所引起，其计算公式中散射系数与波长的四次方成反比，所以对于红外波段，这种散射可以忽略。当 $b\approx\lambda$ 时，为米氏散射，米氏散射主要由气溶胶引起。瑞利散射与米氏散射的计算公式不同，对红外辐射而言，主要考虑米氏散射的影响。

大气的状态有云、雾、霾、雨等，这些天气状态会对红外辐射产生散射和吸收。由于大气中云、雾等不少悬浮粒子的大小与0.76～14μm 的红外波长差不多，因此米氏散射是很严重的。

气溶胶对红外线的吸收也是应该引起注意的。这种吸收包括气溶胶物质和水蒸气、云、雾等复合形成的气溶胶的吸收，以及水蒸气凝聚而成的液态水滴的吸收。

另外应该引起注意的是这些气溶胶粒子在吸收红外辐射以后，在空气温度下也能发射能量，形成了比较强的背景辐射，尤其是在11μm 以后更加严重。用热成像仪观察低空目标，可以很容易发现这一现象。

（四）大气透过率的计算

大气透过率计算的一般公式为：

$$\tau a(\lambda)=\exp[-\gamma(\lambda)R] \tag{7}$$

式中：$\gamma(\lambda)$ 为消光系数，$\gamma(\lambda)=\sigma(\lambda)+K(\lambda)$，其中 $\sigma(\lambda)$ 为吸收系数，$K(\lambda)$ 为散射系数。

对于大气透过率的计算，美国有 Lowtran 软件用于计算，但是由于大气条件非常复杂，这些计算结果也很难验证，因为实际测试条件很难与试验条件相一致。

六、红外探测器

（一）红外探测器的作用和工作原理

红外探测器是将红外辐射转换成人们可以测量的物理量，例如体积、压力、电压、电阻等，因此红外探测器是一种辐射能转换器；又因为人们最终要利用的是电信号，因此红外探测器也是一种光电转换器。

（二）红外探测器的分类

1. 从工作原理分类

红外探测器从工作原理基本上分为热敏探测器和光子探测器两大类。

热敏探测器：在吸收红外辐射后，内部产生温度的变化，而温度的变化又引起物理性质的变化。

光子探测器：在吸收红外辐射后产生光电效应，即光子激发成传导电子而形成电信号。

2. 从响应波长分类

红外探测器从响应波长可分成无选择性和有选择性两类探测器。

从物理过程来说，热敏探测器首先需要使其自身温度升高，这一过程是比较缓慢的，因此探测器的响应时间都比较长。另一方面，由于是加热过程，不管是什么波长的红外辐射，只要功率相同，对物体的加热效果也相同，因此热敏探测器对入射辐射的各种波长基本上都有相同的响应率，即其光谱响应曲线是平坦的，所以称这类探测器为“无选择性红外探测器”。

光子探测器是利用物体中的电子吸收红外辐射而改变运动状态的光电效应。因为物体的电学性质是由电子运动来决定的，电子运动状态的改变使物体电学性质改变，因此光电探测器的物理过程是红外辐射的照射直接引起电学性质的改变，这个过程比起物体的加热过程要快得多，因而光电探测器的响应时间要比热敏探测器的响应时间短得多。此外，要使物体内部的电子运动状态发生变化，入射辐射的光子能量必须足够大，也就是其频率必须大于某一值；换成波长来说，就是能引起电效应的辐射有一个最长的波长限存在，因而光电探测器都有一个长波限，这种探测器也称为“有选择性探测器”。

此外，一般来说，绝大多数热敏探测器都可以在室温下工作，其灵敏度要比光电探测器低；而绝大多数光电探测器都需要在低温下工作。目前热成像仪中所使用的红外探测器主要是光电探测器。而近年来发展出的非制冷焦平面热成像仪主要属于热敏探测器。

（三）几种典型的红外探测器

1. 热红外探测器

有测辐射热计、温差电偶和热电探测器等。

2. 光子探测器

光子探测器是利用材料的内光电效应，红外光子直接把材料束缚态电子激发成传导电子，参与导电，从而实现光电转换。电信号大小与吸收的光子数量成比例。按照电信号输出的不同原理，光子探测器又分为光电导、光伏、光磁电探测器等。

3. 制冷型探测器和非制冷型探测器

灵敏度比较高的光电探测器（通常工作在中长波范围）一般都需要在低温下工作，而且其温度较低，一般为77K，因此器件必须安装在杜瓦瓶接口处，同时由制冷剂或制冷机来提供低温的工作环境。这种必须在低温下才能正常工作的红外探测器就称为制冷型探测器，其温度灵敏度较高。

工作在短波及中波范围的一些光电探测器或热电探测器，一般可以在自然环境温度下工作，所以称为非制冷器件。有些工作在短波或中波段的探测器在降低工作温度时可提高器件的灵敏度，因此使用了半导体制冷器，这时器件的工作温度较自然环境温度低几十度。通常人们将这种可以在常温下工作的器件称为常温型或非制冷型探测器。这些器件的温度灵敏度较低，反应速度也比较慢。

4. 焦平面探测器

在分立式探测器中，每一个探测元均需要有引出线。显然，当探测元数增加到数百个或成千上万个时，这种方式就不能实现了。如果能够在探测器接收和完成光电转换的同时，将多路信号合成一条或几条线路输出，就可以大大减少探测器的引线，其结果是探测器元数可以大大增加，从而达到进一步提高作用距离的目的，同时也提高了探测器的可靠性，减少了杜瓦瓶的热负载，这就是红外焦平面器件。因此焦平面探测器不仅能完成光电转换的功能，而且能实现某些信号处理，主要是多路转换，即读出电路的功能，所以其不仅包括红外探测器，而且还包括电子线路。

焦平面探测器可以像线列探测器那样，由一列或多列探测器组成，在采用多列探测器时，可以通过内部的TDI电路实现串扫功能（在分立式探测器中，这一功能需要在外部完成），同时通过外部提供的驱动信号使多个通道合成为一个通道输出，使探测器的引出线数量大大下降。

对于大面阵组成的凝视阵列，每个探测器都连接着读出电路，再通过驱动脉冲使每个探测器的像元信号像电视信号一样顺序地输出，而探测器阵列需要的驱动脉冲在器件外部提供。当外部给探测器加上驱动信号、偏置电压后，探测器输出的视频信号在进行模拟和数字处理后，就可以得到符合不同电视制式的复合电视信号，由电视监视器显示出热成像，这就组成了完整的热成像仪。某些探测器阵列还可以通过外部的驱动使其输出320×240或320×256等不同格式的信号。

目前的热成像一般只能工作在一个波段，为了提高热成像仪识别目标的能力，可以利用两个工作在凝视阵列结构不同波段的热成像仪（如中波和长波）同时观察一个目标，并根据探测到目标的辐射强弱来确认目标的种类。而且利用单波段工作的热成像，由于背景辐射的存在，目标与背景之间的等效温差为零时，目标将消失，在正温差和负温差时，显示出的图像为正像或负像，而接近零时其图像对比度变差。但是此时对于其他波段，由于背景的等效温差是不一致的，因此有可能在其他波段仍然能够观察到图像。这也是采用双波段和多波段能提高探测和识别能力的一个重要原因。

（四）红外探测器的性能参数

红外探测器与其他传感器一样，有一套根据实际应用的需要而制定的“性能参数”，用这些参数就可以区别一个红外探测器的好坏。由于红外探测器是一种把红外光转换成电信号的光电转换器件，其关系到两种物理量，即光辐射量和电量：其输入为光辐射，输出为电量。

在选用和制造红外探测器时，至少必须综合考虑探测率、光谱响应和响应时间三个主要参数。对具体的红外系统和应用而言，还需分别考虑响应率、噪声频率、工作温度特性、制冷等，在衡量或比较探测器性能时，还必须注意测量参数的定义和条件。

第二节　医用红外热成像仪的工作原理

自然界中任何温度高于绝对零度（－273.15℃）的物体都在随时随地向外发射红外辐射。人体是一个天然的生物发热体，人体通过自身代谢、肌肉运动产生热，并且将体核温度维持在一个小幅波动的范围内，大约为37℃。人体干燥的皮肤近似300K理想的黑体，其发射率为0.98。当皮肤发射出肉眼看不见的红外辐射能量时，该辐射能量的大小与温度成正比。

由于机体解剖结构、组织代谢、血液循环及神经功能状态不同，各部位温度也不同，并形成不同的热成像。正常机体功能状态有正常热成像，异常机体功能状态有异常热成像。当人体某些部位发生病变时，首先伴随的是温度的变化，有的温度升高（如炎症、肿瘤等)，有的温度降低（如脉管炎、动脉硬化等）。借助于红外热成像技术可以清晰、准确、及时地发现人体由于不同原因而引起的微小的温度变化。其原理概述如下。

一、温度、波长和能量之间的关系

当温度变化时，红外辐射的能量及波长的相应变化规律称为普朗克定律，公式表示如下：

$$W_{\lambda}(T) = \frac{\varepsilon C_1}{\lambda^5(eC_2/\lambda T - 1)} \quad (8)$$

式中，

W_{λ}（T）——在某绝对温度 T 下的光谱辐射能量，单位为 $W \cdot cm^{-2} \cdot \mu m^{-1}$；

ε——物体表面的发射率；

C_1——常数；

C_2——常数；

λ——波长，单位为 μm；

T——绝对温度（热力学温度），单位为开尔文（K）。

人体的温度是恒定的，约为37℃，皮肤的温度约为34℃，其红外峰值波长为9.5μm。

二、总能量和光谱带内的能量关系

根据斯特藩-玻耳兹曼定律，即 $W_0(T) = \varepsilon\sigma T^4$，式中 $W_0(T)$ 为绝对温度 T 下的总能量，单位为 $W \cdot cm^{-2}$；ε 为物体发射率；σ 为常数；T 为绝对温度，单位为 K。

由此可知，总能量与绝对温度的四次方成正比，当温度有较小的变化时，会引起总能量的很大变化。由于红外探测器的工作特点、大气传输的特性及背景辐射特性等因素，在生物医学工程上多采用一定光谱范围的红外辐射能量，表示为：

$$W_{(\lambda_1-\lambda_2)}(T) = \varepsilon(F_2 - F_1)\sigma T^4 \quad (9)$$

式中，$W_{(\lambda_1-\lambda_2)}$（T）为波长间隔（$\lambda_1 - \lambda_2$）内的红外辐射能量，单位为 $W \cdot cm^{-2}$；ε 为皮肤发射率；F_1、F_2 为波长间隔内的能量与总能量之比；σ 为常数；T 为绝对温度，单位为 K。

选择接收波长为 8～14μm 的红外传感器与人体的红外辐射能量峰值波长相一致。

三、红外辐射能量的传输

物体内部或物体之间存在温差即可引起热量传递过程。传热的基本方式有导热、对流传热和辐射传热。

1. 导热

温度不均匀的物体内部或不同温度的物体直接接触时，由于物质的分子、原子运动而引起热量的传递，从高温区向低温区传递。正常人体的表面温度趋于恒定，呈平衡状态。当体内的器官或组织发生病变时，热平衡受到破坏，由于导热作用，病灶区附近的皮肤温度将发生明显变化，为升高或降低。测量出这种变化，找出变化的规律，确定某些标准和规范，即可进行早期诊断。

2. 对流传热

对流传热是指流体流过固体表面时与固体表面之间的传热过程，是流体的宏观运动（对流）和微观运动（导热）共同作用的结果。

3. 辐射传热

凡是温度高于绝对零度的任何物体均向外界发射出各种波长的电磁波，其能量称为红外辐射能。红外辐射能不需要任何物体作为介质，可在真空中传播。辐射传热的特性符合上述红外辐射定律。当辐射能通过空气传播时会受到衰减，主要由于空气中水蒸气、二氧化碳的吸收，以及空气中的分子、悬浮微粒散射所造成。由于人体表面到红外热成像仪的距离近，空气对红外辐射的衰减作用可忽略不计。人体的红外辐射包括导热和辐射传热两个过程，在形成一种稳定状态后被红外热成像仪接收。有时，为了使图像更加清晰，突出病区的层次和边界，减小背景干扰的辐射强度确有必要，这就要降低测试环境的温度，增加对比度，或用酒精棉球轻擦皮肤，以便得出更清晰的图像。

四、热成像识别及病灶分辨

红外热成像仪的工作原理是将人体发出的不可见红外辐射能量，通过光学系统聚焦到红外探测器的敏感元上；红外探测器敏感元将红外辐射进行光电转换，生成可进行电子学处理的电信号；之后利用与探测器相匹配的偏置与驱动电路完成对探测器的电信号输出，后续电路相继对电信号进行模拟放大处理后，传送给高分辨率 A/D 采样电路转换成数字图像信号；再对数字图像信号进行一系列的图像处理；最后再经视频 D/A 将处理后的数字图像转换成 CCIR 制式的标准 PAL 制复合模拟电视信号，在相应的显示设备上呈现出一幅表现人体热特性的黑白图像。用图像的灰度表示温度的高低，亮表示温度高，暗表示温度低；或用暖色和冷色表示温度高低，这就是我们常说的热成像。

人体脏腑器官或体内组织发生病变时，如有温度的变化，通过导热，在皮肤表面产生温度变化，在其对应的体表或穴位出现热区或冷区。然后通过辐射传热，被红外热成像仪接收，以热成像形式表现出来，从热、光物理学的角度看，热 CT、热透视是不存在的。

第三节　医用红外热成像仪技术指标

医用红外热成像仪由红外摄像头、工作台车、内部标准黑体源、数据处理及控制电路、系统分析软件、计算机主机及显示器、打印机等几部分组成，如图 2－5 所示。

一、医用红外热成像仪的主要技术指标

1. 工作波段：8～12μm。
2. 测温范围：30～42℃。
3. 温度分辨率：0.05℃。
4. 温度准确性：±0.4℃。
5. 空间分辨率：1.5mrad。

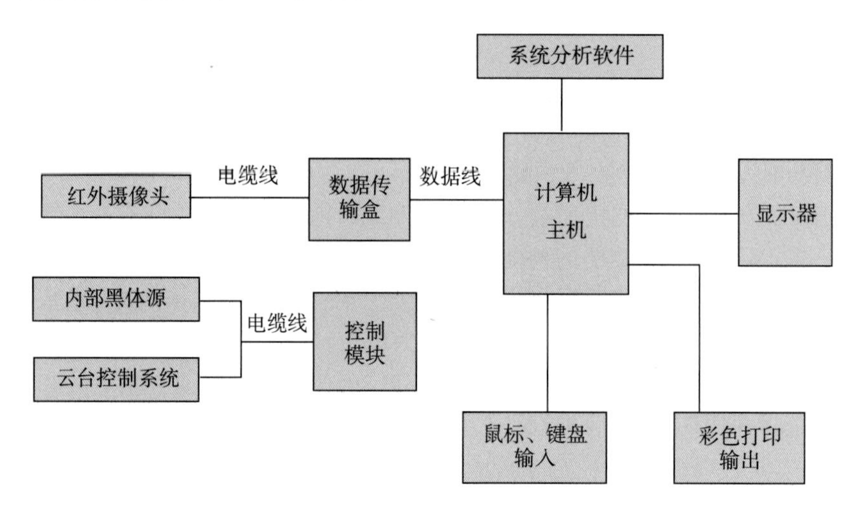

图 2－5　医用红外热成像仪组成框图

6. 帧频时间：9 幅/秒。
7. 视场：13.9°×10.5°。
8. 像素：320×240。
9. 工作距离：0.5～6m。
10. 工作温度：22～26℃。

二、关键技术指标的分析

1. 温度分辨率的计算

红外热成像仪的主要性能为噪声等效温差（NETD），其代表了产品对温度的分辨能力，直接关系到对图像的观察效果。

目前采用的探测器为 320×240 元非制冷型探测器，该探测器的 NETD≤0.05℃，红外热成像仪的 NETD 用下面的公式计算：

$$\mathrm{NETD} = \frac{4F^2T^2\sqrt{\Delta f}}{\delta\tau_a\tau_0\sqrt{\omega c_2}D^*\int_{\lambda_1}^{\lambda_2}\frac{M_{\lambda T}}{\lambda}d\lambda} \quad (10)$$

2. 温度控制方式的分析

为消除医用红外热成像仪因环境温度变化而带来的系统误差，应对其进行恒温处理，恒温温度设置为40℃。如果采用 PID 智能调节方式，其控制精度能达到 ±0.01℃，但其体积庞大，且在起动初期要全功率加热，很容易造成负载的损坏，故本系统采用 PID 加固态继电器方式，把负载电压变为 24V（AC），既达到了控温精度的要求，又保证了其长期可靠性。

3. 温度的准确性

为保证测量温度的准确性，探头采用了恒温方式，使得当环境温度发生较大的变化时，探测器机芯温度变化减小，同时引入内部参考黑体源作为标准，进行实时校正，有效地控制了由于环境温度发生变化而产生的误差。

4. 标准黑体源

标准黑体源是热成像仪实时标校的参考恒温源，也是保证热成像仪测量精度不随环境温度而变化的重要装置。根据系统技术指标的要求，特别是测量温度精度的要求，其设计指标如下：

（1）控制温度范围：室温10～50℃。

（2）控制精度：0.01℃。

（3）黑体源靶腔尺寸：Φ60。

（4）发射率系数：ε≥0.985。

（5）工作温度：22～26℃。

5. 软件

计算机数据采集和图像处理由实用化的软件来完成，软件功能有如下几种：

（1）文件功能

主要有文件操作，文件读写，图像存取、复制、删除、打印等。

（2）图像处理功能

主要有图像增强、滤波、平滑、锐化，各种线性和非线性变换，正负像切换，多幅显示，三维显示等。

（3）温度测量

测量和显示点、线、面上的温度值及其分布，矩形区域平均温度及任意区域温度测量，温度直方图，等温区域显示等。

（4）图像采集存贮

具有普通摄像和自动记录摄像方式，软、硬磁盘记录，彩色打印输出。

6. 信号放大转换处理电路

信号放大转换处理电路包括前置放大器、运算放大器和开关电路，以及A/D变换电路等。低噪声前置放大器是整个信号处理系统中最关键的部分，因为其与红外传感器直接耦合，其信号又非常微弱。前置放大器具有如下特性：

（1）低噪声

红外传感器制冷后，本身的固有噪声很低，因此前置放大器的噪声必须低于红外传感器的噪声电平。

（2）高增益

在放大器噪声较低的情况下，高增益可提高系统的灵敏度，可调节到一个最佳值。输入阻抗与源电阻在数值上比较接近，也能改善增益，但以不产生信号的畸变为前提；同时还应有良好的低频响应特性。

（3）大动态范围

由于信号的幅度会有变化，前置放大器具有良好的线性特性，其受到传感器噪声电平和要求的最大输出的限制。放大后的电信号用低阻抗输出，可防止杂散干扰的影响和电缆分布电容对信号高频分量的衰减，具有良好的频率响应特性。

第四节　医用红外热成像仪的拍摄要求

获得高质量的红外热成像是亚健康状态评估和判断疾病的基本前提和保证。红外热成像技术是一种功能影像学技术，反映的是机体的代谢水平状况。对于红外热成像仪这种灵敏度相当高的仪器，如图像的采集环境、受检者注意事项、采图体位及自身的平衡状态等的控制都至关重要。以下介绍红外热成像采集的基本要求。

一、环境条件

人体产生的热总是由高温区向低温区辐射传递。因为体热的传出是有条件的，所以图像采集需要注意在人体和环境之间必须存在一定的温度梯度。在图像采集前应将环境温度调整至体表温度以下，以满足温度传递的要求，但又要保持一定的温度，使被检测者感到舒适，不致产生寒战而影响机体的功能状况，以免对图像采集的质量造成影响。

据“热成像技术图像采集规范研究——医用摄像环境标准化研究”结果显示，红外热成像采集所要求的环境温度是（24±2）℃；环境湿度为40%～60%；气流组织模式为顶部一侧送风，底部异侧出风，同时应避免空气流正对目标区域；地面材料以黑色地毯为佳；环境背景颜色宜选用黑色；墙体涂料应为标准化施工的乳胶漆；空间大小以4m×4m×3.5m为标准。

二、受检者注意事项

在采图前让受检者进行适当的准备，使其身体达到正常稳定的平衡状态，以消除由于体内或外源性因素所导致的一过性非常状态给采图所带来的伪噪声和假象，从而减少成像的干扰因素，以保证采图质量。

为此要告知受检者并确认其知情配合，主要从以下几个方面来达到标准化采图的要求：

1. 检查前24小时禁酒，禁服血管扩张和收缩药物，不宜食用辛辣过热食品，检查前4小时内禁食、禁水，检查期间禁烟。

2. 受检者应脱去衣物，完全裸露受检部位，受检部位不能接触任何物体，保持干燥、清洁，检查当天不可化妆、刮胡、佩戴饰品或涂抹任何乳液、药膏。

3. 检查头部时应束发，摘除眼镜，充分暴露受检部位，如束绷带，应于检查前2小时去除。

4. 肌电图、超声波、针灸、敷贴、拔罐、理疗、热疗、按摩等检查或治疗应安排在红外热成像检查之后。

5. 膀胱检查前应排空尿液，检查前30分钟不能洗手。

6. 女性检查时如正当经期，应提前告知医生。

7. 检查前被检者应提前15分钟松开裤带，除去手表、项链等物；女性应提前15分钟解开文胸后在待检室待检。在此期间不要用手触压受检部位，因强烈的压迫可能使某一部位长时间处于高温状态。

8. 受检前1小时禁止处于高温或强冷环境中，或在空调、风扇下直吹。

9. 受检者在待检区平静10分钟，可站立或坐在硬椅上，但不宜坐或卧于沙发等软椅上。

三、采图体位

常用的采图体位有以下9种（表2-2）：

表 2－2　　医用红外热成像采图体位

序号	图　示	人体姿态	成像位置	采图操作	提示语
1	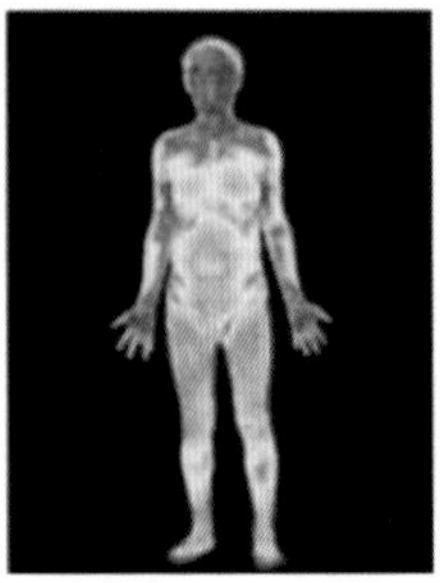 全身动态图	面对摄像头，两腿分开与肩同宽，双手自然下垂，掌心向前，五指分开，平视前方	—基线0—头顶部接近但不触及上边界；两足尖接近但不触及下边界	升降架拉远端；摄像头至中位；焦距调至最佳；全身旋转 360°	请您：（同人体姿态）请您站稳；现在您将旋转一周
2	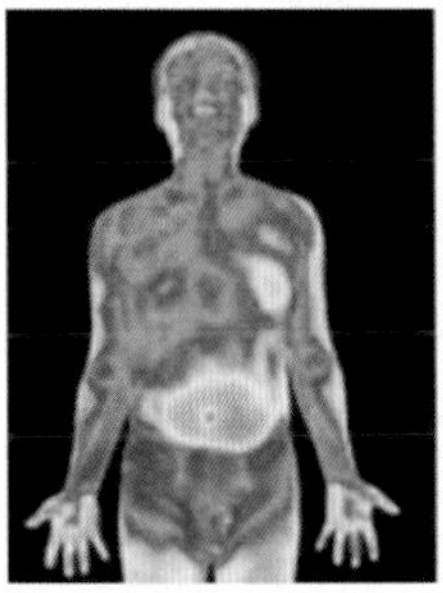 正面上身图	同上（不动）	—基线0—头顶部接近但不触及上边界；腹下三角（会阴）于下边界上 1cm	升降架推近端；摄像头至上位；焦距调至最佳；人体位置：0°	请您：保持姿势不动
3	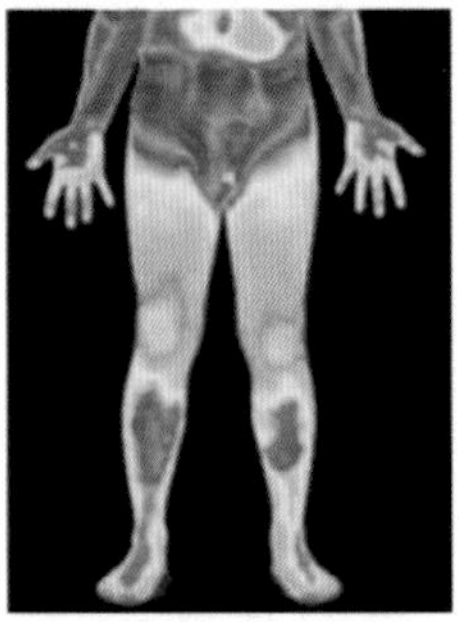 正面下身图	同上（不动）	—基线0—上边界约平脐线；两足尖于下边界上 1cm	摄像头调至下位；其他不动	/
4	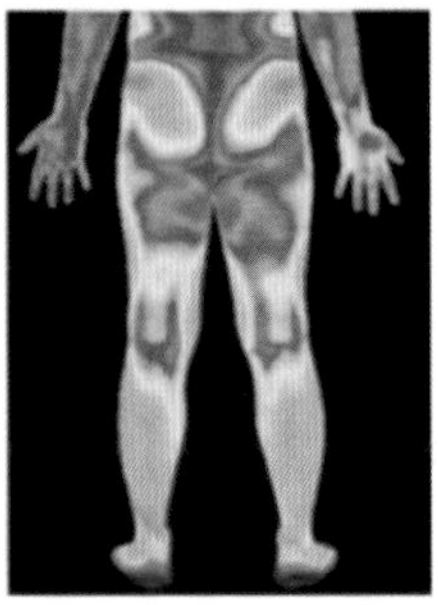 背面下身图	同上（不动）	—基线0—上边界约平第4、第5腰椎；足跟部于下边界上 1cm	人体转至 180°；其他不动	请您：保持姿势不动，人体转动 180°

续表

序号	图　示	人体姿态	成像位置	采图操作	提示语
5	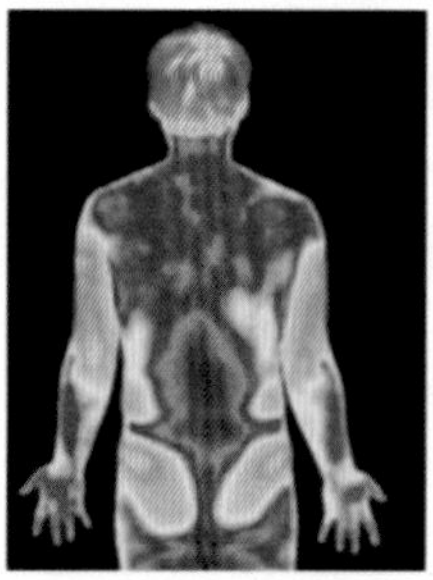 背面上身图	同上 （不动）	—基线0—头顶部接近但不触及上边界；腹下三角（肛门）于下边界上1cm	摄像头调至上位；其他不动	/
6	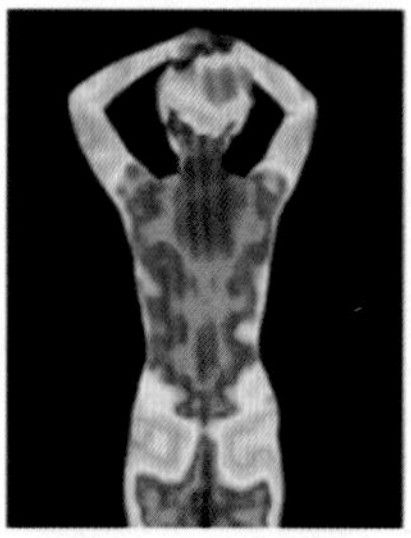 背面上身图	适用于长发者：双手将头发撩起，充分暴露颈后部	同上	同上	/
7	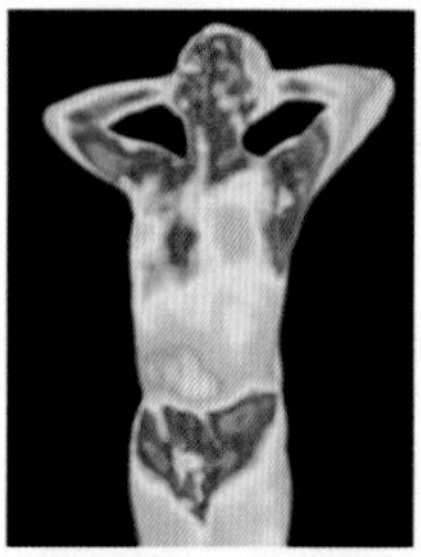 左侧位图	双手抱头后部，下颌稍稍抬起；（长发者姿势延续，只提示稍抬起下颌）	同上	人体转至45°；其他不动	请您：双手抱头后部，下颌稍稍抬起；您将随站台转动
8	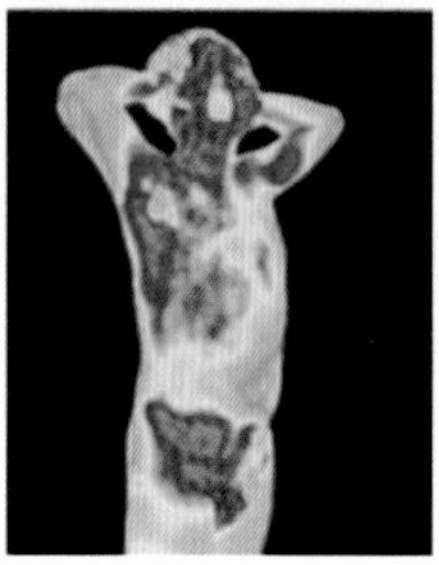 右侧位图	同上 （不动）	同上	人体转至45°；其他不动	/

续表

序号	图　示	人体姿态	成像位置	采图操作	提示语
9	正面仰头图	同上 （不动）	同上	归位 0°	好，采图结束；谢谢您的合作
注释：人体直立面对镜头为 0°，往左为负，往右为正。					

四、图像采集标准

1. 采图流程

图像采集的流程如图 2 - 6 所示：

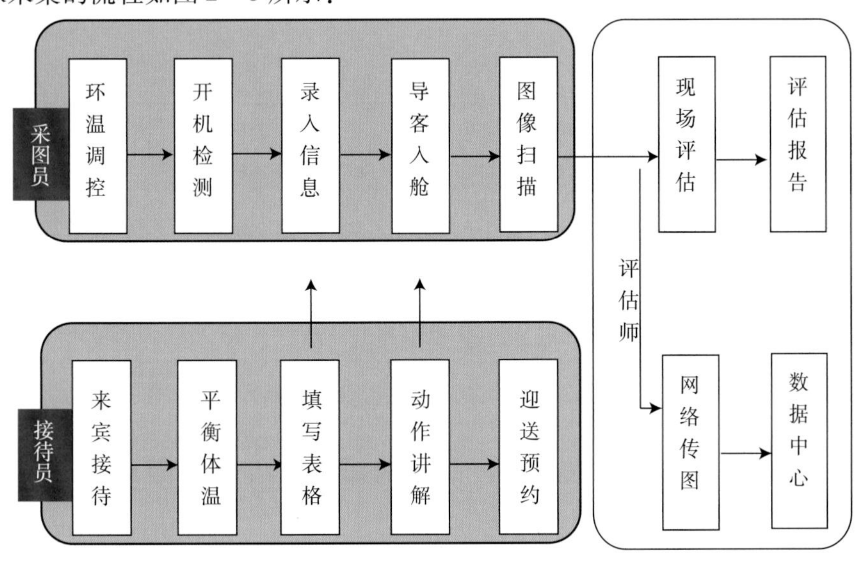

图 2 - 6　红外热成像采集流程

2. 脱衣到摄像的时间

红外热成像摄像前，受检者必须脱下衣物，暴露受检部位，因为人体发出的红外辐射不能穿透衣物，所以应当使受检部位的红外辐射达到稳定后才能摄像。

3. 注意事项

（1）如检测室使用空调，不要直对受检者，并应把气流调节到最低。

（2）受检者不要靠近暖气管道、电子设备、白炽灯泡等热源。

（3）等候座椅的高度应可调节，以便让受检者腿部充分放松。

（4）更衣室应安排在温度可控区域内，并能够保护个人隐私。

4. 开机准备

在温度调控的同时，启动整个红外系统并进行以下工作状态检查：

（1）打开电源总开关、摄像头电源开关。

（2）启动所有计算机和采图程序及前台程序。

（3）测试摄像头前后上下移动是否正常。

（4）检查局域网，以及与外网是否连接畅通。

如果发现任何影响系统正常工作的异常情况，应及时通知设备维护人员；同时向受检者说明情况并表示歉意。如不能及时解决问题应协商安排时间再行检测。

尤其需要注意的是：正常情况下开机 10 分钟后，采图界面上“背景”温度的显示值应与测温仪的温度值接近（在 ±1℃ 范围内）。如果环境调控达到规定的温度范围，采图界面上的“背景”温度框显示为绿色。当上述条件均满足时，即可开始为受检者采图。

5. 采图规范

（1）图像采集

一位受检者一次图像采集可保存 8 ~ 10 幅静态图像、2 幅动态图像。每次采图可按不同的目的和要求确定图像采集数（1 ~ 12 幅）。

（2）图像采集原则

应注意以下几条基本原则：

①最优化原则：采集到的图像能正确反映靶目标（器官、系统、整体）的热代谢状态。受检者采取正确的体位就可以比较客观真实地反映靶目标的状态。

②最大化原则：采集到的图像能正确反映靶目标（器官、系统、整体）的最大信息量。如测评距离的远近、摄像头的分辨率和仰角大小均可以影响图像的信息量。

③最适化原则：充分考虑受检者检测时的舒适度和对检测要求的可接受程度，对图像采集的具体要求进行增减。

④最简化原则：在红外测评技术的实际应用过程中，不仅应充分考虑上述几个原则，还应结合客户需求和软件开发的要求，尽可能简化图像采集程序，使之更具可操作性。

（3）标准图位

为满足图像评估分析的需要，对所采每幅图像中人体的位置和姿态做出相应的规范性要求。

（4）采图基线

为不同的标准图位提供参考坐标线，共有 5 种预设的基线可选用。

（5）背景设置

在“图像显示”栏中勾选“背景”，可使采图背景为均匀黑色。

（6）焦距调整

对所采的每一幅图，在确定保存之前，应观察其成像是否最为清晰，并可通过“焦距调整”按键随时把成像的焦距调整到最佳状态。

（7）图像保存

对所采的每一幅图，在动作规范到位且调焦至最佳时点击图像“暂存”按键，随之即可采集下一幅图。当受检者本次采图全部结束时点击【结束/保存】。

五、装置的调整和摄像

拍摄热成像是一种照相技术，与普通摄像相类似，拍摄热成像时首先要调整好焦距。此外，要选择合适的热成像中心温度和温度幅度，逐步调节，使图像达到最清晰为止。一般改变温度后拍摄正面像 2 ~ 3 张，在正面像最清晰的条件下拍摄侧面像 1 张，最好有左右比较，并做出温度曲线，宜一次快速成像。扫描前，摄像头上下垂直移动尽可能保持水平，不宜移动镜头，应仅靠调节镜头的俯仰角度来摄取图像。

六、图像的保存与上传

当受检者一次采图过程全部结束并点击【结束/保存】后，其当次所采图像即全部保存在采图机内的数据库中，之后可由本站点局域网内的评估机调用。

采图完成后，如见程序界面右下角【上传数据】呈红色，此时不要马上关机，否则将中断图像数据保存与上传过程，应勾选其旁边的【√】，在完成后会自动关机。

如需获得数据中心的远程评估服务，采图时在程序界面的【属性】栏内选择远程评估，这样所采图像信息就会出现在数据中心的【待评】栏内，该中心的医师就会按照协议在约定的时间内完成相应的评估报告，并通过数据中心提交给上传图像的用户。

在实际采图过程中，如发现有任何影响采图质量的问题，则应立即停止采图，待问题解决并达标后再继续，否则所采图像将是无效图像。

第三章　亚健康红外热成像测评基础理论

医用红外热成像技术是一门跨学科、多领域的医学影像技术，其涉及医学、计算机学、物理学等多学科的基础知识和实际应用。以下从机体产热、散热，人体体温调节，正常人体红外热成像基本特征，医学基础知识和识图基础等方面来介绍。

第一节　机体产热与散热机制

人体产热与散热是保持生理平衡的，因机体内存在着体温的自动调节机制，这种平衡失调就会导致体温的变动，而红外线的产生与人体的温度有着密切的关系。

一、产热过程

人体的热量来自体内所进行的生物化学反应，由于化学反应不断进行，热量也不断地产生。人体产热最多的器官是骨骼肌和肝脏，骨骼肌产热量因机体活动情况的不同而有较大幅度变动，肝脏是机体内代谢旺盛的器官，因此产热也很多（安静状态下，肝脏的血温比主动脉血温高0.4～0.8℃）。在安静状态下，机体一些器官产热量的比例大致如下：心脏及呼吸器官占16%，肝脏、脾脏及消化器官占30%，肾脏占5.6%，脑、脊髓占18.4%，骨骼肌占25%，其他占5%。产热过程与基础代谢、肌肉活动、内分泌腺激素（甲状腺素和肾上腺皮质激素等）及交感神经活动有关。交感神经强烈兴奋时，可使代谢率增加40%～50%之多。

二、人体散热的形式

人体绝大多数代谢反应都是产热的，除外小部分（4%）由其他形式散热，人体向体外散热主要有四种形式。

1. 辐射

即机体以发射红外线方式来散热，约占散热总量的44%。除了处于绝对零度（－273.15℃）的物体以外，宇宙间所有物体都能发射红外线。人体向周围发射红外线，而周围物体如墙壁等也向人体发射红外线。辐射散热的多少直接取决于体表温度和环境温度之间的平均温度差的大小。当人体周围有高于人体体表温度的物体时，人体表面则从这些物体吸收红外线，体温因而升高，如于炉前作业的工人、烈日下野外劳动者；反之，环境温度过低，散热过多，也会导致体温下降。人体是良好的辐射体，也是良好的吸收体。

2. 传导

传导约占散热总量的31%。传导是指体热由体表直接传导给与体表相接触的物体，如衣服、床、椅子等。由于这些物体为热的不良导体，这就防止了体热的过多丧失。

3. 对流

对流是指体热传给与皮肤相接触的空气，即通过空气的流动来实现的。当体表温度与空气温度相等之后，对流也就停止。对流散热的多少取决于风速。

4. 蒸发

蒸发约占散热总量的21%。当外界温度等于皮肤温度时，前三种散热（辐射、传导、对流）形式基本停止。若环境温度高于皮肤温度，身体表面的水分由液体状态转化为气体状态，这就是蒸发。蒸发通过出汗及不感性蒸发（皮肤、呼吸）来调节。

三、人体体温分布规律

1. 体壳、体核温度

人体各部分的温度是不同的，体壳部分的温度为体表温度（最外层是皮肤温度）；体核部分（包括心、肺、脑、腹腔器官，肝脏温度最高）的温度为体核温度。皮肤温度是不稳定的，容易受环境温度、衣着等条件的影响，温度波动也较大，不同部位之间的差异也较大。体核温度比体表温度高，较其稳定，不同部位虽也有差异，但多维持在一个较恒定的范围。由体表温度到体核温度之间，存在着温度梯度，当外环境温度变化时，两者间也会出现微妙的变化。如图3－1所示，在外环境20℃和35℃时，人体温度分布模式发生显著的变化，即外环境温度升高，体核温度分布范围扩大。

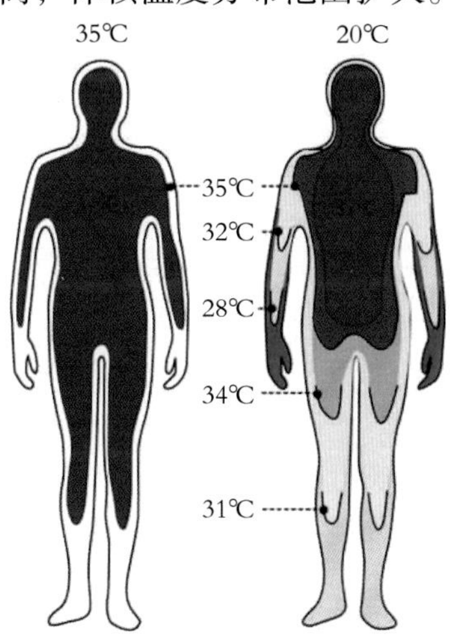

图3－1　人体体温分布规律

2. 体内器官温度差异

体内各脏器温度是有差别的，如肝脏是体内温度最高的器官，其温度为38℃，脑接近38℃，肾、胰腺、十二指肠等器官次之，直肠温度更低。

体表温度以胸、腹、面部为高，四肢较低；四肢温度：上肢>下肢，近端>远端；躯体温度：胸面>背面。

由于血液循环的原因，体内各脏器的温度保持相对恒定，趋于一致，因此体核温度可基本上代表深部脏器的温度。

皮下脂肪组织的导热系数甚小，可将其视为身体的绝热系统。机体深部的热量只有通过血流才能传导至皮肤表面。体表皮肤的温度取决于局部血流量和局部组织代谢机能。皮肤血液循环的特点是，分布至皮肤的动脉穿过绝热系统（脂肪），在皮肤乳头下层形成动脉网，皮下毛细血管异常弯曲，进而形成丰富的静脉丛，皮下还有大量的动静脉吻合支。

此外，在人体深层动静脉之间还存在着一个热量交换的逆流机制，即静脉以网状围绕着动脉，这样血温高的动脉血，与血温低的静脉血就发生了热量交换，结果使动脉血温度降低，而静脉血温度升高，以减少热量的损失。

在决定局部血流量的诸多因素中，小动脉的收缩或舒张状态起了决定性作用，而小动脉收缩或舒张受控于自主神经的调节。因此，除局部血流量、组织代谢外，体表皮肤温度还反映了自主神经的功能状态。当上述三个因素出现异常时，首先会在体表温度即皮温上显示出来。

第二节　人体体温调节的基本规律

人体体温调节主要通过体温调节中枢来实现的，体温调节中枢接受来自皮肤等处的传入冲动后，通过对产热和散热两个过程的调节使体温维持正常水平。对产热过程的调节主要是通过骨骼肌紧张度的增加及寒战来实现的，而对散热过程的调节主要是通过改变皮肤血流量来完成的。中枢神经中最高级体温调节中枢在下丘脑。

19 世纪，美国的 Isaac Ott 发现下丘脑某一部分是体温调节中枢的主要控制中心，切除兔子这一部分神经元后，兔子失去体温调节能力，变成变温动物。

后多位科学家证明，下丘脑前区的温度敏感神经元能整合中枢和外周温度信息的能力，对全身发出温度调控信号。延髓和脑干网状结构的温度敏感神经元对自主性体温调节有一定影响，他接受来自皮肤、脊髓的温度信息，并向上级神经元发送温度信号。

人体生理温度总体上符合中心轴左右对称的分布规律，但是由于个体差异，在实际应用中应该具体分析。

各部位生理温度是不同的，就部位而言，基本规律是：头颈部温度最高；上肢高于下肢；四肢近心端高于远心端；躯干腹侧面高于背侧面；胸部高于腹部；左胸高于右胸；上腹部高于下腹部；肝区高于脾区；脂肪较多的组织温度较低；骨突部位（如颊部、鼻尖部、额骨前、髂骨突等）处的皮温也较低；通气径路（如气管、鼻腔）处亦呈低温。

就组织结构而言，脂肪组织呈低温区；肌肉组织愈厚，温度愈低；表浅脏器温度高于深层器官；大血管通过区温度增高；动脉高于静脉。

个体差异性是一个不可轻视的问题。某些人在身体的不同部位、不同时间、不同生理状态时皮肤温度也有变化。个体差异性使得每个人的热像不尽相同，甚至有人说世界上不存在完全相同的热像，且女性体温的变异较男性大。

凡是影响局部血流量、组织代谢率的一些因素都会涉及体温的变化，如服用药物、运动、组织导热性、生理性压迫、各种刺激等。体表皮肤温度还反映了自主神经的功能状态，当上述任何一个因素发生异常时，首先会在体表温度即皮温上显示出来。

第三节　正常人体的红外热成像与参数

人体是一个自然的生物红外辐射源，其不断地向周围空间发散红外辐射能。人体红外辐射与机体的能量代谢、体热平衡、体温调节及组织结构有着密切的内在联系，有其特定的生理机制和结构基础。皮肤是人体温度的辐射器，是散热的最重要场所，皮肤血液循环的结构特点决定了皮肤血流量可以在很大范围内变动。当室温低于体温时，人体散热主要通过皮肤的热辐射，因此影响皮肤血管舒缩的各种内外因素（生理、病理、物理、化学、环境、情绪等），也必然会影响人体的红外辐射。所以人体红外辐射的本质就是在一定条件下捕获瞬间体表温度所表达的躯体和内脏的多元信息。对红外热成像的研究和分析，为人们探索人体机能信息和结构信息的内在联系开辟了新的途径。但是掌握正常人体的红外热成像的特征、规律和标准是开展基础研究和临床工作的前提。

红外热成像结果的判断是以医学、计算机学、物理学和大量的医疗临床实践数据为基础，并根据儿童期、青春期、青壮年期和中老年期的功能差异来判定的。但总的来说，正常人体的红外热成像为双侧基本对称，温度基本相等，温差小于0.2℃，无明显的异常热偏离和凉偏离，生理性凹陷处稍有热偏离，皮肤凸出及毛发部位稍有凉偏离。

一、头面部

（一）额部

浅表血管行走部位，均可显示条状热成像。

1. 眶上动脉、静脉

眶上动脉为眼动脉的分支，在眶内行于诸眼肌上方，经眶上切迹至额，供应该部的血流。同名静脉与其伴行。

2. 内眦动脉、静脉

亦为眼动脉的分支，行于两侧内眦。同名静脉与其伴行。

3. 颞浅动脉、静脉

颞浅动脉为颈外动脉的终支之一，自腮腺上方穿出后，经耳郭前方上升，于颧弓上方2~3cm处分为额、顶两支，分布于额部和顶部。同名静脉与其伴行。

（二）颞部

颞浅动脉的顶支分布于颞部、顶部。该动脉与眶动脉（前方）、耳后动脉及枕动脉（后方）相吻合。

（三）生理性热偏离

多见于皮肤供血丰富或皱褶相互辐射及散热较差的部位，如：

①两侧鼻唇沟及鼻翼部热偏离。

②耳郭外耳道口热偏离。

③发际下热偏离。

④口周血管丰富及搽口红者可呈热偏离；若闭口不全则为凉偏离。

（四）生理性凉偏离

额前突部、眉毛、眼窝、鼻腔、耳郭、下颌呈对称性生理性凉偏离。颊部血运不足，由面动脉及面横动脉供血，但较深层，故部分健康人呈对称性生理性凉偏离。闭合不全的口腔呈生理性凉偏离。

二、颈部

（一）正面

颈前静脉：是起自颏下部的浅静脉，在正中线两旁下降，进入胸骨上间隙内，呈直角转向外侧，经胸锁乳突肌外面下行，注入颈外静脉终支。

甲状腺动脉：甲状腺上动脉、下动脉、最下动脉及其同名静脉，正常情况下可显示热区，但多呈条索状生理性热偏离。

（二）侧面

1. 颈外静脉

为颈部最大的浅静脉，由前后两支合成。前支是下颌后静脉的后支，后支由枕静脉与耳后静脉合成。两支在下颌角处汇合，沿胸锁乳突肌外面下行，于锁骨上方穿颈筋膜浅层至深部，注入锁骨下静脉。

2. 颈外动脉

为颈总动脉分支，在颈动脉三角处，位置较表浅。颈外动脉是形成颈部条索状生理热区的主要原因，一般情况下，左颈热区比右侧粗大。

（三）生理性热偏离

1. 锁骨上窝热偏离

几乎均呈现片块状对称性热偏离。

2. 胸骨上窝热偏离

部分有片块状热偏离。

3. 耳后热偏离

部分可呈条块状热偏离。

（四）生理性凉偏离

气管生理性凉偏离：位于颈正中部。

三、胸部

（一）胸廓血管

胸廓内动脉及肋间动脉供应血运，并有同名静脉伴行，由于这些血管均在胸廓内，故红外热成像上不呈现热偏离。

（二）生理性热偏离

1. 胸骨柄热偏离

由于该部血流较多，可呈斑块状热偏离。

2. 锁骨上、下热偏离

部分人呈条块状热偏离。

3. 乳下热偏离

见于乳房下垂的女性，呈现对称性弧状生理性热偏离。

4. 腋部热偏离

上肢内收或双手抱头状态下呈现对称性团块状热偏离。

（三）生理性凉偏离

取决于被检查者的胸肌、乳房发育情况，越是发达者，其凉偏离区域越大。一般乳房、乳头呈凉偏离区，女性尤著。

四、腹部

（一）血运供应

1. 腹壁浅动脉

由股动脉发出，向上跨过腹股沟韧带中部，行向内上方，可达脐部，同名静脉伴行。

2. 旋髂浅动脉

由股动脉发出，沿腹股沟韧带行向外方，可达髂前上棘，分布于腹股沟韧带两侧的皮肤。

3. 脐周静脉网

为腹前壁的浅静脉，彼此吻合而成。脐周静脉网向上与胸腹壁静脉吻合，并经胸廓外静脉注入腋静脉；向下与腹壁浅静脉的属支吻合，并经大隐静脉流入股静脉（与门静脉系统吻合）。

上述血管分布区均可呈现基本对称或不对称的条状热偏离。若对其血管供应情况有所了解的话，就能分析出是生理性热源，还是病理性热源。

（二）生理性热偏离

1. 剑突及肋弓下热偏离

部分被检查者剑突下呈团状，两肋下呈对称弧形。

2. 腹股沟热偏离

呈两侧基本对称的条索状热偏离，与血管供应丰富及散热较少有关。

3. 脐孔热偏离

呈圆形团状热偏离，与脐部有皱褶，易积存热量有关。

4. 腰带热偏离

大部分人有，围绕腹部呈束状热偏离，但腰部并无热区，故拍摄前要注意提前散热，恒定体温。

5. “三角裤热区”

见于三角裤过紧者。

（三）生理性凉偏离

1. 肥胖者，其腹部脂肪较多，往往有大片凉偏离区。
2. 上腹凉偏离区，呈现对称的团块状凉偏离区。
3. 膀胱胀甚者，可在膀胱部见凉偏离区。
4. 阴毛凉偏离区。

五、阴部

（一）男性会阴

会阴动脉、静脉：会阴动脉发自阴部动脉，在阴部管的前方出管的内侧壁，进入会阴浅隙。在隙内继续于坐骨海绵体和球海绵体之间前行，到阴囊后部，易名为阴囊后动脉，会阴动脉在行程中发出分支，供应尿生殖三角区的皮肤、肌肉。同名静脉伴行，注入阴部内静脉。

上述血管在多数情况下不呈现热偏离区。会阴、臀肌、大腿内侧所构成的这一区域往往形成生理性热偏离区。

（二）阴茎

1. 阴茎背动脉

一对，较浅层，主要为阴茎海绵体以及阴茎的被膜和皮肤供应营养，有同名静脉伴行。

2. 阴囊前、后动脉

主要分布于阴囊皮肤。

3. 阴茎背深静脉

一条，较深，主要作用为收集海绵体和阴茎头部的静脉血。

上述血管一般情况下不显示热偏离，但在充血时可见线条状阴茎背动脉、静脉热偏离区。

（三）阴囊

阴囊血管主要来自阴囊后动脉（起自会阴动脉）、阴囊前动脉（起自阴部外动脉）、精索外动脉（起自腹壁下动脉），它们彼此吻合于阴囊皮肤。有同名静脉伴行。

一般情况下阴囊与周围皮肤温度一致。

（四）女性外生殖器

1. 皱襞较多，且表皮较细弱，故容易形成生理性热偏离区，故红外热成像对女性外生殖器的诊断价值不大。

2. 女性会阴血运供应基本同男性，不过将阴囊后动脉易名为阴唇后动脉。

六、腰背部

（一）解剖基础

脊柱从尾骨、骶骨到颈椎，由脊柱的棘突和肋骨的肋角在后正中线的两侧构成二槽（外侧沟），脊梁骨及其内含物的软组织组成。

第七颈椎棘突最易摸到或清楚看到（尤其当低头时），第七胸椎棘突相当于连接两侧肩胛骨下角的水平线，第十二胸椎可以由触摸第十二肋骨而确定，髂嵴最高点的连线通过第四腰椎棘突。

椎动脉（来自锁骨下动脉）及根动脉分别来自颈深动脉、肋间动脉、腰动脉和骶外侧动脉，供给脊椎及脊髓内容物的血运，有同名静脉伴行。由于其位于椎体侧方，故不影响红外热成像。

红外热成像常需显示脊柱背侧情况，故必须了解其血运情况。椎外静脉丛位于椎管之外，分前后两组。前组在椎体的前方，后组在椎体的后方，寰椎与枕骨之间比较发达，为枕下静脉丛。椎外静脉丛收集椎体和邻近肌肉的静脉血，分别注入颈深静脉丛、肋间静脉、腰静脉和骶外侧静脉，并与椎内静脉丛有交通，这些静脉及交通支多无静脉瓣，可容许血液返流。

（二）生理性热偏离

1. 枕下热偏离区

系由发际及枕下静脉丛所致。

2. 肩部热偏离区

常见于肩挑工作或两肩负荷不对称者。

3. 脊柱热偏离区

可贯串全脊柱全段或某一段，系由脊柱凹陷（即外侧沟）及椎外静脉丛后支所致。

4. 腰骶部菱状热偏离区

形成原因同上。

（三）生理性凉偏离

由于腰背部肌肉发达，所以基本上呈现对称性凉偏离区，尤以腰部、臀肌部为著。

七、上肢

（一）上臂

1. 掌侧面

在臂区两侧的皮肤上可以看到内侧沟和外侧沟。它们相当于前面肌群和后面肌群的分界，在沟的深面可以摸到肱骨。

肱动脉的脉搏可以在肱二头肌内侧缘触及，肱静脉与其伴行。

肱动脉的连线是腋窝宽度中 1/3 和前 1/3 交界处与肘曲中点的连接线。

静脉：富有瓣膜，位于皮下。

头静脉：起自手臂静脉网的桡侧，至桡腕关节之上方，转到前臂掌侧面，然后沿前臂桡侧上行，沿途收纳前臂桡侧掌面和背面的浅静脉，至肘窝处与肘正中静脉和尺侧的贵要静脉吻合，最后通过腋静脉注入锁骨下静脉。

贵要静脉：起自贵要静脉尺侧，逐渐由手背转向前臂掌侧，在肘窝处接受肘正中静脉，其后注入肱静脉或直接注入腋静脉。

多数情况下肱动脉、肱静脉、头静脉、贵要静脉不显示热区，但肱二头肌内、外侧沟较深者也会显示热偏离区。

2. 背侧面

该部肌肉较多，肱深动脉为肱动脉的最大分支，无较大静脉通过，除肌肉所致的生理性凉偏离区外，无特殊热偏离区。

该区动脉：肱动脉在此区分为桡动脉和尺动脉及其分支。

该区静脉：静脉有肘正中静脉，较粗短，变化也较多，其连接贵要静脉和头静脉。

该区动脉及肘正中静脉均较浅，故可显示生理性热偏离区。

（二）前臂

1. 掌侧面

（1）桡动脉：在肘窝处发自肱动脉，其下段（腕部上方）仅被以筋膜和皮肤，故可触到桡动脉搏动。

（2）静脉有头静脉、贵要静脉、前臂正中静脉等。

上述动、静脉均可显示生理性热偏离区。

2. 背侧面

背侧皮肤比掌侧厚。动脉有桡动脉及其分支，尺动脉及其分支。静脉有头静脉、贵要静脉，尺静脉及其分支。多数不显露，不易形成热偏离区。

（三）手

1. 掌面

尺动脉的掌浅支与桡动脉的掌浅支吻合。主要动脉由桡动脉或由掌浅弓分出，由掌浅弓上发出三条指掌侧总动脉，再从后者分出指掌侧固有动脉。上述血管有同名静脉伴行。

（1）生理性热偏离区

掌浅弓热区或掌心热偏离区。

（2）生理性凉偏离区

①腕关节凉偏离区：主要由腕部较突出所致。

②大鱼际凉偏离区：由于鱼际肌肉较厚所致。

③小鱼际凉偏离区：由于小鱼际肌肉较厚所致。

④指端生理性凉偏离区：血液循环较差所致。

2. 背面

动脉血供应：桡动脉的腕背支、第1掌背动脉、拇主要动脉，以及由桡、尺动脉的分支构面的腕背动脉网。

静脉：手背静脉回流到头静脉（桡侧）及贵要静脉（尺侧）的起源处，构成手背静脉网，由此可形成手背生理性热偏离区，但也可形成生理性凉偏离区。

八、下肢

（一）臀部

臀部有大量皮下脂肪，肌肉层多且厚。虽然臀部的血运供应丰富，臀上动脉、臀下动脉均来自髂内动脉，有同名伴行的静脉，但因其处于较深层，多不影响红外线检测。臀部常示生理性凉偏离区。

（二）股前区

1. 股动脉

股部血运主要来自股动脉（髂动脉的分支），在股三角区先后分成腹壁浅动脉、旋髂浅动脉、阴部外动脉。这些动脉都有同名静脉伴行。

2. 股前区静脉

大隐静脉：为人体最大最长的皮下静脉，起自足背静脉弓，经内踝前方，沿小腿及大腿内侧上行，至腹股沟韧带内侧下方的卵圆窝处，穿过筛筋膜注入股静脉。大隐静脉除收纳足部及小腿浅层的静脉外，还接受股前部、股内侧部、外阴部及股前壁下部的浅静脉，其属支有股外侧静脉、股内侧静脉、腹壁浅静脉、阴部外静脉、旋髂浅静脉。

3. 股三角

底边为腹股沟韧带，内侧边为长收肌的内侧缘，外侧边为缝匠肌的内上侧缘；股三角尖部位于缝匠肌与长收肌相交处；股三角的底部为髂耻窝。该区有股动脉、股静脉、大隐静脉、股动脉分支、股神经、腹股沟深淋巴结等。

4. 生理性热偏离区及低温区

（1）腹股沟热偏离区

其形成原因主要是皮肤皱襞及浅表大血管引起辐射所致。

（2）股三角热偏离区

由大血管辐射所致。

(3) 阔筋膜低温区

阔筋膜是人体最厚的筋膜，股四头肌是人体最厚的肌肉，且浅层皮下静脉少，故形成极明显的凉偏离区，通常要比腹股沟韧带低0.7～1.5℃。

（三）股后部

血管：来自股深动脉（由股动脉分出）及其穿动脉（第一、第二、第三穿动脉）、旋股内侧动脉、旋股外侧动脉、膝上内侧动脉、膝上外侧动脉。有同名静脉伴行。

由于该区血管处于较深层，且阔筋膜厚实，股后肌群厚大，故热成像多显示为生理性凉偏离区。

（四）膝部、腘窝

膝关节动脉构成膝关节网，其位于髌骨表面特别明显的部分称为髌动脉网。其动脉丛主要由腘动脉的分支所构成，并与股动脉、股深动脉、胫前动脉等分支相吻合。

膝关节在通常情况下呈现生理性凉偏离区，因该区有较厚实的韧带，且静脉血流不丰富。

腘窝呈菱形。腘动脉为股动脉在腘窝部的延伸部分，处于较深层，有同名静脉伴行。该区除上述血管外，还有胫神经、腓总神经、腘窝淋巴结，并有脂肪分布于上述结构的周围，热成像示为热偏离区。

（五）小腿前区

胫骨的前内侧没有肌肉被盖，腓骨的大部分为肌肉所包绕，有胫前动脉、胫后动脉及同名静脉通过，因与神经束一起形成的纤维束，内侧多呈低温区，而外侧温度则稍高，或出现生理性热偏离区。

（六）小腿后区

靠近胫骨者为胫后动脉（腘动脉的直接延续）及其同名静脉，靠近尺侧为腓动脉（胫后动脉分支）及其同名静脉，因上述血管位置较深，对红外线影响不大。小腿另有表浅静脉、大隐静脉及小隐静脉，后者通行于腓肠肌沟中，故腓肠肌常显示生理性热偏离区。小腿下1/3，因肌肉较少，血运不丰富，故常显示生理性凉偏离区。

（七）踝关节及足

踝关节处筋膜强健，韧带坚实，肌腱繁多，故红外线多显示生理性凉偏离区，但足背动脉（胫前动脉延伸表浅）可以触及，有时在该处可形成热偏离区。足底皮肤致密而厚，皮下组织发达，且有脂肪垫，故多呈生理性凉偏离区。

目前，正常人体红外热像图标准参数的研究资料还不多。成年男女额、面、颈部常见的生理性热偏离区大致包括：额、内眦、锁骨上窝、颈外三角；凉偏离区包括：鼻、颊和腮腺咬肌区。

热偏离区的形成与局部的形态结构特点及血流量有关，且现代生理学认为，人体深部温度较稳定，而表层温度随环境温度变化较大，故在测评时我们还要考虑季节、年龄、地域等影响因素的干扰。

第四节　亚健康红外热成像测评识图基础

亚健康红外热成像识图是指基于医学、计算机学和物理学的指导下，对红外热成像进行良好的解读，以更好地指导后期调理、干预和治疗。相应的基础知识主要包括以下几个方面：

一、识图基础知识

（一）中医学基础

根据中医基础理论及诊断学，可以将人体热成像划分为16个区域，即：头面、颈项、肩背、胸膺、虚里、左右胁、胃脘、大腹、小腹、左右少腹、左右腰区、上下肢，结合《经络腧穴学》等可以对人体的整体以及局部脏腑、经络等进行更好的定位和识别。

中医学的理论体系是经过长期的临床实践，在唯物论和辩证法思想指导下，逐步形成的，其来源于实践，反过来又可指导实践。这一独特的理论体系有两个基本特点：一是整体观念，二是辨证论治，这也是亚健康红外热成像识图时最为关键的思维方式。

1. 整体观念

整体就是统一性和完整性。中医学非常重视人体本身的统一性、完整性及其与自然界的相互关系，其认为人体是一个有机整体，构成人体的各个组成部分之间，在结构上是不可分割的，在功能上是相互协调、相互为用的，在病理上是相互影响着的。同时也认识到人体与自然环境有密切关系，人类在能动地适应自然和改造自然的斗争中，维持着机体的正常生命活动。这种内外环境的统一性，机体自身整体性的思想，称之为整体观念。整体观念是古代唯物论和辩证法思想在中医学中的体现，其贯穿到中医生理、病理、诊法、辨证、治疗等各个方面。

（1）人体自身是一个有机的整体

人体是由若干脏器和组织、器官所组成的。各个脏器、组织或器官，都有着各自不同的功能，这些不同的功能又都是整体活动的一个组成部分，决定了机体的整体统一性。因而它们在生理上相互联系，以维持其生理活动上的协调平衡；在病理上则相互影响。机体整体统一性的形成，是以五脏为中心，配以六腑，通过经络系统“内属于腑脏，外络于肢节”的作用而实现的。五脏是代表着整个人体的五个系统，人体所有器官都可以包括在这五个系统之中。人体以五脏为中心，通过经络系统，把六腑、五体、五官、九窍、四肢百骸等全身组织器官联系成有机的整体，并通过精、气、血、津液的作用，来完成机体统一的机能活动。这种“五脏一体观”反映出人体内部器官相互关联，而不是孤立的一个统一的整体。

中医学在整体观念指导下，认为人体正常生理活动一方面要靠各脏腑组织发挥自己的功能，另一方面又要靠脏腑间相辅相成的协同作用和相反相成的制约作用，才能维持生理平衡。每个脏腑各自有不同的功能，又有整体活动下的分工合作，这是人体局部与整体的统一。这种整体作用只有在心的统一指挥下才能生机不息，《素问·灵兰秘典论》云："凡此十二官者，不得相失也。故主明则下安……主不明则十二官危。"经络系统联结全身，把脏腑、经络、肢体、五官九窍等联结成为一个有机整体。而气血精液理论和形神统一学说，则反映了机能与形体的整体性。整体观还体现于"阴平阳秘"和"亢则害，承乃制，制则生化"等理论，说明人体阴阳的制约、消长和转化，可以维持相对的动态平衡，以及五行的相生相克，都是正常生理活动的基本条件。特别是"制则生化"的理论，则更进一步揭示脏腑间的相反相成，克中有生，在维持机体生化不息、动态平衡中的重要意义。这种动态平衡观、制约观，对中医生理学的发展有重要的意义。

中医学不仅从整体来探索生命活动的规律，而且在分析疾病的病理机制时，也首先着眼于整体，着眼于局部病变所引起的整体病理反映，把局部病理变化与整体病理反映统一起来，既重视局部病变和与之直接相关的脏腑、经络，又不忽视病变之脏腑、经络对其他脏腑、经络产生的影响。

人体的局部与整体是辩证的统一。人体某一局部区域内的病理变化，往往与全身脏腑、气血、阴阳的盛衰有关。由于各脏腑、组织、器官在生理、病理上的相互联系和影响，就决定了在诊治亚健康与疾病时，可以通过五官、形体、色脉等外在变化，了解和判断内脏病变，从而做出正确的诊断和治疗。如舌通过经络直接或间接地与五脏相通，故《临症验舌法》曰："查诸脏腑图，脾、肝、肺、肾，无不系根于心。核诸经络，考手足阴阳，无脉不通于舌，则知经络脏腑之病，不独伤寒发热，有苔可验，即凡内外杂症，也无一不呈其形、着其色于舌……据舌以分虚实，而虚实不爽焉；据舌以分阴阳，而阴阳不谬焉；据舌以分脏腑、配主方，而脏腑不差、主方不误焉。"由于人体内部脏腑的虚实，气血的盛衰，津液的盈亏，以及亚健康与疾病的轻重顺逆，都可呈现于舌，所以察舌可以测知内脏的功能状态。

人体是一个有机的整体，治疗局部的病变，也必须从整体出发，才能采取对应的措施。如心开窍于舌，心与小肠相表里，所以可用清心泻小肠火的方法治疗口舌糜烂。如："从阴引阳，从阳引阴；以右治左，以左治右。"（《素问·阴阳应象大论》）"病在上者下取之，病在下者高取之。"（《灵枢·终始》），等等，都是在整体观指导下确定的治疗原则。

综上所述，中医学在阐述人体的生理功能、病理变化，以及对亚健康与疾病的诊断、治疗时，都始终贯穿着"人体是有机的整体"这一基本观点。

（2）人与自然界的统一性

人类生活在自然界中，自然界存在着人类赖以生存的必要条件。同时，自然界的变化又可以直接或间接地影响人体，而机体则相应地产生反应。属于生理范围内的，即是生理的适应性；超越了这个范围的，即是病理性反应。

季节气候对人体的影响：在四时气候变化中，春属木，其气温；夏属火，其气热；长夏属土，其气湿；秋属金，其气燥；冬属水，其气寒。因此，春温、夏热、长夏湿、秋燥、冬寒，就表示一年中气候变化的一般规律。生物在这种气候变化的影响下，就会有春生、夏长、长夏化、秋收、冬藏等相应的适应性变化。人体也毫不例外，必须与之相适应。

春夏阳气发泄，气血容易趋向于体表，表现为皮肤松弛，疏泄多汗等；秋冬阳气收藏，气血容易趋向于里，表现为皮肤致密，少汗多尿等。同样的情况，四时的脉象也有相应的变化，如春夏脉多浮大，秋冬脉多沉小。这种脉象的浮沉变化，也是机体受四时更替的影响后，在气血方面所引起的适应性调节反应。又如人体气血的运行也与气候变化的风雨晦明有关，“是故天温日明，则人血淖液而卫气浮，故血易泻，气易行；天寒日阴，则人血凝泣而卫气沉。”（《素问·八正神明论》）

昼夜晨昏对人体的影响：在昼夜晨昏的阴阳变化过程中，人体也必须与之相适应。如：

“以一日分为四时，朝则为春，日中为夏，日入为秋，夜半为冬。”（《灵枢·顺气一日分为四时》）

虽然一昼夜的寒温变化，在幅度上并没有像四时季节那样明显，但对人体也有一定的影响。

“故阳气者，一日而主外，平旦人气生，日中而阳气隆，日西而阳气已虚，气门乃闭。”（《素问·生气通天论》）

这种人体阳气白天多趋于表，夜晚多趋于里的现象，也反映了人体在昼夜阴阳的自然变化过程中，生理活动的适应性变化。

地区方域对人体的影响：因地区气候的差异，地理环境和生活习惯的不同，在一定程度上，也影响着人体的生理活动。如江南多湿热，人体腠理多疏松；北方多燥寒，人体腠理多致密。生活在这样的环境中，一旦易地而处，环境突然改变，初期多感不太适应，但经过一定时间，也就逐渐地能够适应。

中医学认为，人与天地相应，不是消极的、被动的，而是积极的、主动的。人类不仅能主动地适应自然，更能主动地改造自然，从而提高健康水平，减少亚健康与疾病。如：

“动作以避寒，阴居以避暑。”（《素问·移精变气论》）

“凡人居止之室，必须周密，勿令有细隙，致有风气得入。”（《备急千金要方》）

“栖息之室，必常洁雅，夏则虚敞，冬则温密。”（《寿亲养老新书》）

“积水沉之可生病，沟渠通浚，屋宇清洁无秽气，不生瘟疫病。”（《养生类纂》）

以上都是改造和适应自然环境的具体措施，说明中医学已经注意到人对自然的能动作用。

四时气候的变化，是生物生长化收藏的重要条件之一，但是有时也会成为生物生存的不利因素。人类适应自然环境的能力是有限的，如果气候剧变，超过了人体调节机能的一定限度，或者机体的调节机能失常，不能对自然变化做出适应性调节时，就会发生亚健康与疾病。

在四时的气候变化中，每一季节都有其不同的特点，因此，除了一般的亚健康与疾病外，常常可以发生一些季节性的多发病，或时令性的流行病。如：“故春善病鼽衄，仲夏善病胸胁，长夏善病洞泄寒中，秋善病风疟，冬善病痹厥。”（《素问·金匮真言论》）文中指出了季节不同，发病也常不同这一特点。此外，某些慢性宿疾，往往在气候剧变或季节交换的时候发作或增剧，如痹证、哮喘等。

昼夜的变化，对亚健康与疾病也有一定的影响。一般亚健康与疾病，大多是白天病情较轻，夜晚较重，因为早晨、中午、黄昏、夜半，人体的阳气存在着生、长、收、藏的规律，因而病情亦随之有慧、安、加、甚的变化。

此外，某些地方性亚健康与疾病，更是和地理环境有密切关系。如："南方者，天地所长养，阳之所盛处也，其地下，水土弱，雾露之所聚也，其民嗜酸而食胕，故其民皆致理而赤色，其病挛痹。"（《素问·异法方宜论》）

由于人与自然界存在着既对立又统一的关系，所以因时、因地、因人制宜，也就成为中医治疗学上的重要原则。因此，在辨证论治过程中，就必须注意和分析外在环境与内在整体的有机联系，从而进行有效的治疗。

如上所述，一般来说，人体的生理活动和病理变化，是随着四时气候的变化而有相应改变的。如："必先岁气，无伐天和。"（《素问·五常政大论》）所以在治疗的时候，就应该因时制宜。

我国的地理特点，是西北方地势高，温度和湿度均较低；东南方地势低，温度和湿度都偏高。由于地有高下，气有温凉之别，因此，治疗上就应因地制宜，"小者小异""大者大异"，地域特点不同，治法各有所宜。

2. 辨证论治

辨证论治是中医认识亚健康与疾病以及治疗亚健康与疾病的基本原则，是中医学对亚健康与疾病的一种特殊的研究和处理方法，也是中医学的基本特点之一。

证，是机体在亚健康与疾病发展过程中的某一阶段的病理概括。由于其包括了病变的部位、原因、性质及邪正关系，反映出亚健康与疾病发展过程中某一阶段的病理变化的本质，因而证比症状更全面、更深刻、更正确地揭示出了亚健康与疾病的本质。

所谓辨证，就是将四诊（望、闻、问、切）所收集的资料、症状和体征，通过分析综合，辨清亚健康与疾病的原因、性质、部位及邪正之间的关系，概括、判断为某种性质的证。论治，又称施治，则是根据辨证的结果，确定相应的治疗方法。

辨证是决定治疗的前提和依据，论治是治疗亚健康与疾病的手段和方法。通过辨证论治的效果可以检验辨证论治的正确与否。辨证论治的过程，就是认识亚健康与疾病以及解决亚健康与疾病的过程。辨证和论治，是诊治亚健康与疾病过程中相互联系不可分割的两个方面，是理论和实践相结合的体现，是理法方药在临床上的具体运用，是指导中医临床工作的基本原则。

中医认识并治疗亚健康与疾病，是既辨病又辨证。辨证首先着眼于证的分辨，然后才能正确的施治。例如感冒，见发热、恶寒、头身疼痛等症状，病属在表，但由于致病因素和机体反应性的不同，又常表现为风寒感冒和风热感冒两种不同的证。只有把感冒所表现的"证"是属于风寒还是属于风热辨别清楚，才能确定是用辛温解表法还是用辛凉解表法。由此可见，辨证论治既区别于见痰治痰，见血治血，见热退热，头痛医头，脚痛医脚的局部对症疗法，又区别于那种不分主次，不分阶段，一方一药对一病的治病方法。

辨证论治作为指导临床诊治亚健康与疾病的基本法则，由于其能辩证地看待病和证的关系，既可看到一种病可以包括几种不同的证，又看到不同的病在其发展过程中可以出现同一种证，因此在临床治疗时，还可以在辨证论治原则的指导下，采取"同病异治"或"异病同治"的方法来处理。

所谓"同病异治"，是指同一种亚健康与疾病，由于发病的时间、地区以及患者机体的反应性不同，或处于不同的发展阶段，其表现的证不同，因而治法也不一样。还以感冒为例，由于发病的季节不同，治法也不同。暑季感冒，由于感受暑湿邪气，故在治疗时常须用一些芳香化浊类药物，以祛暑湿，这与其他季节的感冒治法就不一样。再如麻疹，因病变发展的阶段不同，因而治疗方法也各有不同，初起麻疹未透，宜发表透疹；中期肺热明显，常须清肺；而后期则为余热未尽，肺胃阴伤，则又须以养阴清热为主。

不同的亚健康与疾病，在其发展过程中，由于出现了相同的病机，因而也可采用同一方法治疗，这就是“异病同治”。比如，久痢脱肛、子宫下垂等，是不同的疾病，但如果均表现为中气下陷证，就都可以用升提中气的方法治疗。

由此可见，中医治病主要的不是着眼于“病”的异同，而是着眼于病机的区别。相同的病机，可用基本相同的治法；不同的病机，就必须用不同的治法。所谓“证同治亦同，证异治亦异”，实质上是由于“证”的概念中包含着病机在内的缘故。这种针对亚健康与疾病发展过程中不同质的矛盾，而用不同的方法去解决的法则，就是辨证论治的精神实质。

以上两个理论在红外热成像的识图过程中有着非常重要的指导价值，此外阴阳学说、气血津液学说、经络学说、八纲理论等在我们的临床实践中有着不可忽视的价值。

（二）西医学基础

人体解剖结构和生理病理的动态变化过程是我们在识图过程中非常重要的基础部分，能更好地帮助我们进行定位及鉴别等。

人体解剖学是一门研究正常人体形态和构造的科学，隶属于生物科学的形态学范畴，揭示人体各系统器官的形态和结构特征，各器官、结构间的毗邻和联属，为进一步学习后续的医学基础课程和临床医学课程奠定基础，为我们识图定位提供了相应的医学依据。

病理生理学是基础医学理论学科之一，以生理学、生物化学与分子生物学、免疫学、病理学、生物物理学等为基础。主要任务是研究疾病的病因、发病机制和患病机体的代谢和机能变化，为疾病的防治提供理论和实验依据，是医学教学中的一门重要的基础课程。病理生理学是认识疾病和防治疾病的理论基础，是基础医学与临床医学间的桥梁，在识图的过程中我们必须基于此而去伪存真，以鉴别正常生理性状态和异常病理性的问题，具有极强的实用价值。

此外，诊断学、内科学、影像学等知识在识图的实际应用中亦有着非常重要的作用，测评师应不断地学习和掌握。

（三）计算机和物理学基础

在亚健康红外热成像测评中，时刻伴随着计算机和物理学知识的应用，如：计算机操作，软件的使用，人体热代谢机理、平衡机制及热耗散原理等。19 世纪，匈牙利化学家普里高津提出耗散结构（能量开放系统）理论，他认为世界上存在许多开放能量结构，结构从外部获得足够的负熵与其内部能量消耗的正熵平衡，在这个体系中就会形成稳定的能量结构，比如手机电池，需从外界充电（获得负熵），使用中消耗电能（正熵），假设手机充电与耗电电量平衡，蓄电池内部的电能结构（正负极）就是稳定的。

人体也是一复杂的能量开放系统，人体从饮食和呼吸氧气中获得负熵，生命代谢后产生热量从体表散发（正熵）。健康人的产热散热达到平衡，脏腑之间的能量产生有序运动（阴平阳秘）。当人体受到内部或外部环境能量干扰时，脏腑功能就会发生紊乱，个别脏器就会产热增加，或散热不畅，脏腑热结构改变，呈现出热结构紊乱，比如上焦最热，下焦最凉等，或小肠凉偏离、肺热偏离等异常的热结构。结合中医“阳盛则热，阴盛则寒”“阳胜则阴病，阴胜则阳病”“阳虚则外寒，阴虚则内热”等理论，可以对应解释这种寒热偏离的脏腑热结构（阴阳失衡），并与中医证候进行比对，如脾胃虚寒、大肠实热等。

在研究中我们发现，正常人体脏腑热结构会因年龄、性别、体质、季节、时间的不同而存在一定的差异，所以在分析每一个个体脏腑热结构时，其标准要因人而异，且必须结合中医整体观念和辨证论治理论来进行分析。

二、识图方法

目前，常用的识图方法主要包括脏腑识图法、体质识图法、经络识图法、三焦识图法、面部识图法、解剖定位识图法。

（一）脏腑识图法

脏腑识图法即根据红外热成像脏腑体表投影区的寒、热偏离情况来判断机体脏腑的功能变化情况。如：心的体表投影区虚里的寒热偏离可以反映心气、心阳的虚实情况。《灵枢·阴阳系日月》云：“其于五脏也，心为阳中之太阳，肺为阳中之少阴，肝为阴中之少阳，脾为阴中之至阴。”结合三焦热序列，结果显示：健康人五脏热秩序为肺、心、脾、胃、肝、肾、命门，温度由低到高，与经文的阴阳关系完全一致。

（二）体质识图法

体质识图法即根据红外热成像体质特征图像的寒、热偏离情况来判断机体的体质类别。包括中医常用的九种体质。

（三）经络识图法

经络识图法即根据红外热成像经络特征图像的寒、热偏离情况来判断机体经络的经气阻滞和强弱情况，并可以据此来推断异常经络相应脏腑的功能变化情况。包括十二经脉、奇经八脉、经筋、皮部等。健康人督脉热结构高于任脉热结构1.0～1.5℃（阴平阳秘状态），当人体阳气不足，或阴虚内热时，两经温差减小，这一现象与“督为阳脉之海，任为阴脉之海”的理论吻合，有利于我们对经络学的进一步研究与探索，有力地推动了“中医可视化”的发展。

（四）三焦识图法

三焦识图法即根据红外热成像三焦特征图像的寒、热偏离情况来判断机体三焦功能代谢的情况，并可以据此来推断对应脏腑的功能变化情况。包括上、中、下三焦。健康人三焦热序列为上焦凉，下焦热，中焦居中，三焦温度差小于0.2～0.3℃。当三焦脏腑功能下降，体质偏颇或疾病状态，三焦热秩序则出现紊乱。三焦热结构从能量角度诠释了“上焦如雾，中焦如沤，下焦如渎”（《灵枢·营卫生会》）的描述，根据人体热结构的变化可以用此来判断三焦及相应脏腑的病变。

（五）面部识图法

面部识图法即根据红外热成像面部特征图像的寒、热偏离情况来判断局部及对应脏腑的功能变化情况。《灵枢·五阅五使》曰："鼻者，肺之官也；目者，肝之官也；口唇者，脾之官也；舌者，心之官也；耳者，肾之官也。"《太平圣惠方·眼论》记载："肝脏病者，应于风轮；心脏病者，应于血轮；脾脏病者，应于肉轮；肺脏病者，应于气轮；肾脏病者，应于水轮。"

小肠经抵鼻，大肠经走鼻下，胃经走鼻子的外形。中医认为鼻子的外形由胃经所主，鼻孔由肺经所主，眉心上为咽喉；印堂、眉心为肺；鼻根为心；鼻柱为肝部；左右（鼻柱旁）为胆；鼻尖为脾；鼻翼为胃；颧骨下为大肠；颊为肾；鼻翼旁为小肠；人中为膀胱。

（六）解剖定位识图法

解剖定位识图法是指在人体解剖学的基础上，根据局部图像的寒、热偏离来判断局部组织的功能代谢变化。因解剖定位识图法在整体性的把握上有一定的局限性，所以在实践过程中我们多与上面几种识图方法结合运用。

在实践中，我们发现正常人体脏腑热结构在不同年龄、性别、体质、季节、时间都会有些细微的不同，所以在分析每一个个体热成像时要因人而异，必须结合中医整体观、动态观，尽量全面收集人体的健康信息来进行全面的分析。

红外热成像技术将寒热症状客观化、数据化，且可以显示出脏腑经络腧穴的全身信息，完全符合中医诊断"知外揣内，见微知著，知常达变"的基本原理，结合临床四诊，可以良好的辅助临床医生对患者进行诊疗和疗效评价，同时在亚健康检测与评估中发挥着日益显著的作用。

第四章 红外热成像技术在亚健康测评中的应用

第一节 亚健康理论研究

健康与疾病之间存在一个潜移默化的过程，即健康→亚健康→潜临床→前临床→疾病，这是一个逐渐形成的过程，在一定条件下，身体的不同状态可以相互转化。WHO在提出健康新概念和健康标准后，继而又修改了《国际疾病分类标准》，并出台了WHO新方案，特别指出了有一种介于健康与疾病之间的非健康、非疾病的“第三状态（the third status）”，国内常常称之为“亚健康状态（sub - health status）”。近年来人们对亚健康的认识由陌生到逐步接受，亚健康的概念已渐渐深入人心。

人体组织器官的器质性病变，一般要发展到一定程度才会出现症状和体征。但事实上，在发生器质性病变之前和患者意识到自己患病之前，病灶区已经出现温度变化，而且变化的形状和范围的大小可以反映出疾病的性质和严重程度。从现代中医学的角度来看，一切疾病的发展都有其共同规律。“疾病”的形成一般要经历三个阶段：①细胞组织温度变化；②脏腑功能失调；③脏腑结构性（器质性）破坏。在这三个阶段中，人体发出的温度都会有不同程度的改变。细胞组织温度变化和部分脏腑功能失调正是亚健康的发生阶段，在这两个阶段内，一部分体质敏感的人群开始发生明显的头晕、头痛、颈痛、胸闷不适、腹痛、腰腿痛等各种症状；一部分人群表现为时有时无，时轻时重；另外一部分人群则完全没有任何自觉症状。而这两个阶段也是预防疾病的最关键时期，通过红外热成像检测，可以对引起亚健康症状的原因，包括脏腑、体质、经络等进行早期客观数字化的定位、定性、定量诊断，指导提前干预和调理。

人体红外辐射与机体的新陈代谢有着密切的联系，有其特定的生理机制和结构基础。凡是能影响人体新陈代谢的因素（生理、病理、物理、化学、环境、情绪等主、客观因素），也必然会影响人体红外辐射。当人体的新陈代谢发生变化时，人体全身或局部的热平衡遭到破坏，就会表现为全身或局部组织温度的改变，因此，测定人体温度分布的变化将有助于诊断人体早期的微小改变。在理论上，红外成像的高度敏感性和超前性与亚健康基础具有高度的吻合性。

医用红外热成像技术将人体发出的红外线（温度）信息通过电脑进行数据分析后，将不同部位的异常情况以温度图像的形式直观地进行反映，该技术可将±0.05℃的人体体温变化清晰地用彩色图像表示出来，显示人体的温度场。把不可见的体表温度变化转变为可视和可定量的红外热成像，红外热成像能够灵敏地反映并精确记录人体生理病理过程中体表温度的变化和分布规律，是一项通过体温变化观察和研究人体机能的无创性功能检测技术。人体细胞的新陈代谢活动不断将化学能转换成热能，通过组织传导和血液对流换热，热能从体内传向体表，并通过导热、对流、辐射、蒸发等方式与环境进行热交换，即“人体体内的热一定会传到体表”。

另外，还可以同时进行多部位的扫描，如头、颈、胸、腹、盆腔等，可以在空间上反映出人体温度的变化，医用红外热成像仪能精确地记录人体表面温度变化的图像，在空间、时间上连续测定，以观察身体局部温度的微小变化，这对研究亚健康状态的动态形成过程、人体功能表征的变化及监测提供了重要的技术支撑，有利于提高亚健康评估的准确性。

第二节　亚健康诊断

医用红外热成像技术开辟了解读人体生物信息的新视窗，运用步进层析和由表及里的解读方法，结合整体观和系统观，采用分系统质控的终端分析运作模式，不仅可充分诠释人体的健康信息，而且可最大限度地提高评估的准确性。通过被动地吸收人体新陈代谢过程中辐射出的热而成像，是对目前已经普及了的 X 线、CT、MRI 及超声等以形态学检查为主的影像技术的有益补充，且红外成像具有无创、无害、无介入的特点，是真正的绿色环保的功能影像技术。

临床上将红外热成像技术与现代影像技术、症状和量表评价体系交互应用于亚健康状态临床研究的各个方面，把不可见的、体内的亚健康功能性变化转化为可视化和可量化的动态温度信息，强化亚健康临床研究的客观性和准确性，提高了亚健康诊断的可视化水平。其耦合了中医“有诸内者，必形诸外”的科学内涵，使亚健康状态的描述不再模糊。

亚健康状态是健康和疾病之间的一种中间状态，故称为“第三状态”或“灰色状态”。人体处于亚健康状态时，可能无临床症状或症状感觉轻微，但已有潜在病理信息。亚健康表现为一定时间内的活力降低，或功能和适应能力减退的症状，但不符合西医学有关疾病的临床或亚临床诊断标准，由于亚健康状态一般没有达到形态学的改变，因此常常被人们所忽视，继续发展则可能为疾病。鉴于亚健康的功能性及其范畴的宏观与模糊性，有关亚健康检测的技术、方法与评估标准一直是医学研究领域的热点和难点问题。

理论上所有用于疾病早期筛查和亚临床诊断的设备、仪器和技术，都可以用于亚健康检测与评估，但现有的传统医疗检测设备很难对亚健康状态及其原因做出描述和判断。红外热成像技术是功能影像技术的代表，可对亚健康进行临床诊断，弥补了其他传统医疗检测设备的不足，目前在亚健康的检测、评估、监测、效果评价等方面发挥着重要的作用（表 4－1）。

表 4－1　　亚健康红外热成像测评服务项目

类别	序号	检测项目	内容及说明
亚健康状态测评	1	亚健康型态及中医体质综合测评	对人体亚健康型态及中医体质综合测评，发现导致亚健康状态的原因，并提示亚健康状态的发展趋势，依此给出亚健康调理方案
	2	男性功能及生殖系统亚健康测评	对男性性功能减退；生殖功能减退；前列腺增生倾向及男性更年期综合征所产生的亚健康状态进行综合测评，并给出干预指导建议
	3	女性功能及生殖系统亚健康测评	对女性经前乳胀；子宫及附件炎症隐患；月经失调；带下量多及女性更年期综合征所产生的亚健康状态进行综合测评，并给出干预指导建议
大病隐患筛查预警	1	女性乳腺筛查预警	女性乳腺炎、乳腺囊肿、乳腺小叶增生及乳腺癌前期异常测评、预警
	2	肿瘤隐患筛查预警	肿瘤前期筛查，包括：颅面、甲状腺、心、肺、胸膜、胃肠道等肿瘤前期亚健康状况评估、预警
	3	心脑血管隐患筛查预警	对头部、胸部等部位因缺血改变、梗死、血管硬化而引发的疾病隐患进行筛查预警
	4	“三高”亚健康状态预防检测	对怀疑有“三高”的亚健康人群进行筛查、监控，综合评估发展趋势，指导早期干预
亚健康干预效果评估	1	保健食（药）品调理效果评估	对使用个性化保健食（药）品的亚健康人群，测评其干预效果，指导调整干预方案
	2	特色中医经络推拿调理效果测评	对使用个性化中医经络推拿调理的亚健康人群，测评其干预效果，指导调整干预方案
	3	特色中医纤体瘦身调理效果测评	对不同的中医纤体瘦身调理组合方案，进行调理效果对比评估，并依此给出巩固或调整建议
	4	特色中医美容驻颜调理效果测评	对不同的中医美容调理方案，进行效果对比评估，并依此给出巩固或调整建议
	5	亚健康干预前后疗效对比评估	亚健康中医调理技术施用后的疗效前后对比观察及整体评估，并以此给予出巩固或调整方案的建议

人是恒温动物，正常情况下能维持一定的体温，用物理学的观点来看，人体就是一个自然的生物发热源，不断地向周围空间发散出热能。当人体处于亚健康状态时，机体某些生理功能发生变化，这种全身或局部的热平衡受到破坏或影响，于是在临床上就可以表现出全身或局部组织温度的升高或降低。因此，测定人体温度的变化，就可以成为亚健康状态功能表征的一项重要指标。但是，目前临床上测量体温常用的方法是用水银体温计，这种体温计的最低刻度是 0.1℃，不能精确地反映出人体处于亚健康状态时微小的体温变化。近年来又研制了电子体温计，虽然在使用方法和精确度方面有了很大改进，但与水银体温计有个共同的缺点，就是不能反映出人体处于亚健康状态时局部温度的变化，例如，

有些亚健康状态颈部疲劳者腋下、口腔或肛门所测出来的体温可能是正常的，但是颈部局部的温度却与正常人不一样。

中医学强调整体观念和辨证论治，特别注重人体的功能变化，在治未病、调理亚健康方面有明显的优势。但由于个人经验的局限性和中医不能准确量化的特点，难以对其进行精确的描述。红外热成像技术在这方面具有突破性的贡献，可以清晰地获取亚健康状态下机体细胞和组织的热代谢状态，描述其功能性的变化，使得人体细胞组织温度的精确量化成为可能，这样我们能直观地看到人体五脏、六腑、五官、躯干、头颈、四肢及经络的功能状态。因此，在亚健康领域，红外热成像技术实现了医学领域的预测与评估，开启了现代医学的“治未病”时代，其将成为健康保健事业发展史上的一个里程碑。

红外热成像技术以一个全新的视角，从整体与局部，较为全面地采集人体通过皮肤发射出肉眼看不见的红外辐射能量，使我们能了解人体的组织细胞代谢信息，从而了解人体整体与局部的功能状态。红外热成像仪与其他临床常用检测仪器不同，它不是检测人体的形态变化，而是以数字化和可视化的形式来表现人体的功能和代谢状态。红外热成像技术为人类认识健康、亚健康和疾病提供了一种全新的有效的技术手段和方法，是当前医学影像技术强有力的补充，也是“中医可视化”进程中一个不可忽视的推动力量。

第三节　亚健康证候辨识

中医的核心思想是整体观和辨证观，注重的是功能，以阴阳来表述。红外热成像技术收集的是全身的能量代谢信息，强调的也是整体，反映的也是功能，表现的是凉热，所以红外热成像技术与中医理论具有高度的吻合性。在中医学的指导下，应用红外热成像技术可以让我们更客观地认识人体，收集更多的信息，促进中医客观化、可视化的发展。

结合中医五脏五行、八纲辨证、脏腑辨证、三焦辨证、卫气营血辨证、经络穴位辨证，注意局部热象的位置、形态、结构、温度、深度、走向的变化，关注对称热象、热序列及其变化，在中医红外热成像测评中具有重要的意义，有利于我们全面了解机体的功能状况，确定干预调理方案，判断机体状态的发展与转归。

不同亚健康症状如：失眠、头晕、头痛、胸闷、心悸、腹痛、腹胀、大便不规则、颈肩不适、怕冷、烦躁易怒、自汗、盗汗等，在其发生、发展过程中，可能涉及不同的脏腑、体质、经络，会出现不同的证候，干预方法亦各有差异。下面介绍二十二种中医亚健康常见证候的红外热成像：

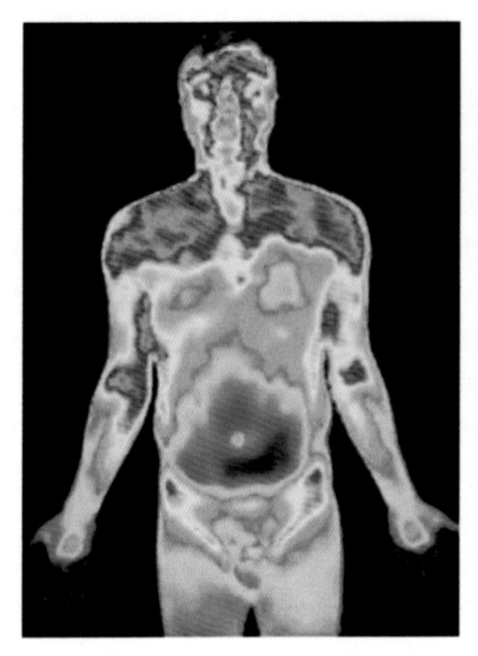

图 4－1　肺脾气虚证

体型虚胖，肺中下部、鼻尖、中焦及四肢末端凉偏离，桡动脉热辐射低于掌心，唇温低。平素易感冒、哮喘、疲倦乏力等。

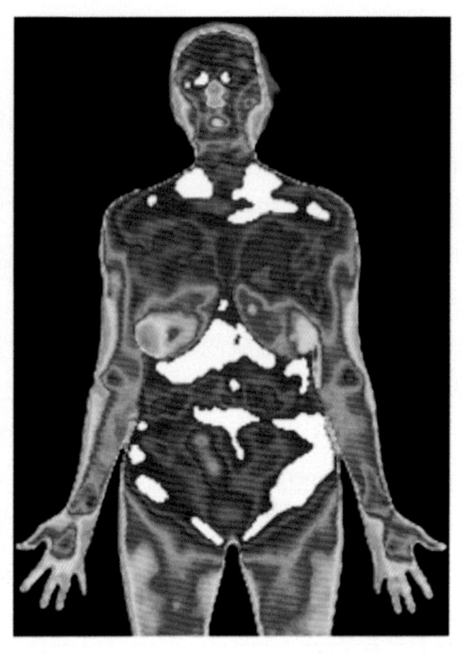

图 4－2　心肝血虚证

眼眶、肝区、心区、手心热偏离、肝热早于脾热、白帽子征象、睡眠线。平素易发失眠、眼干、耳鸣、肢体麻木、女子月经量少等。

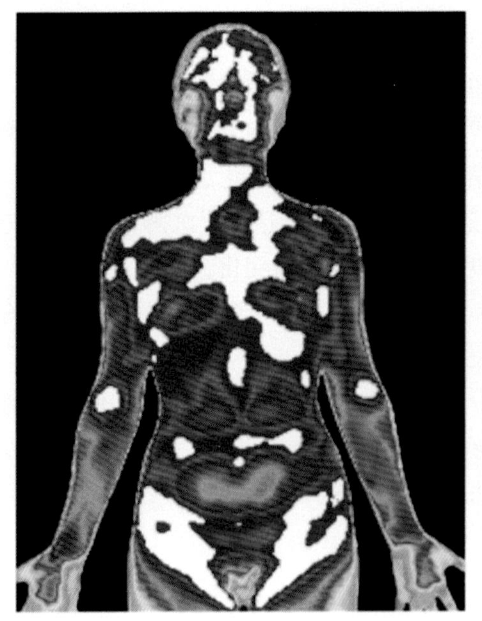

图 4－3　心肾不交证

膈以上，心区及手心热偏离；膈以下，肾区及腰椎两侧凉偏离；小腹及脐上凉偏离。易发失眠、多梦、心烦、遗精、耳鸣、五心烦热、咽干口燥等。

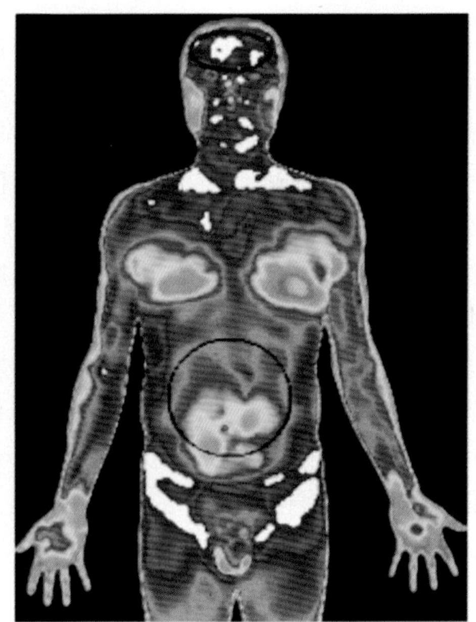

图 4－4　心脾两虚证

桡动脉、心、鼻区凉偏离，肚脐周围及中脘凉偏离。易发心悸、胸闷、头昏、食欲不振、腹胀便溏、面色萎黄等。

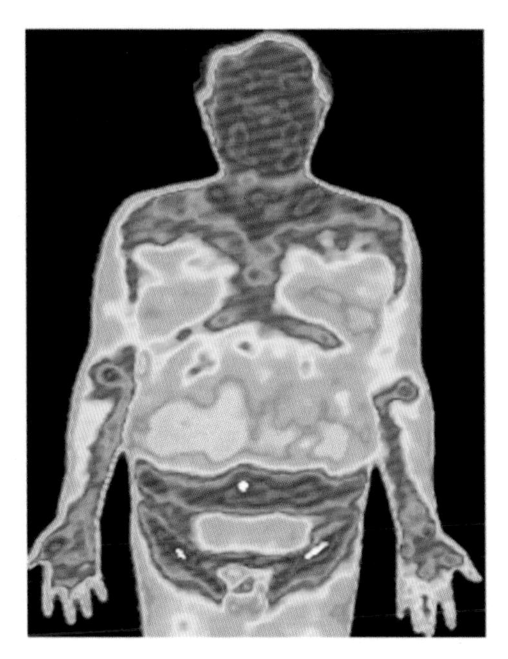

图4－5　气虚血涩证

体型虚胖，桡动脉热辐射低于掌心，中焦及四肢末端凉偏离。易发少气懒言，局部疼痛、痛处固定不移，女子月经不调或痛经等。

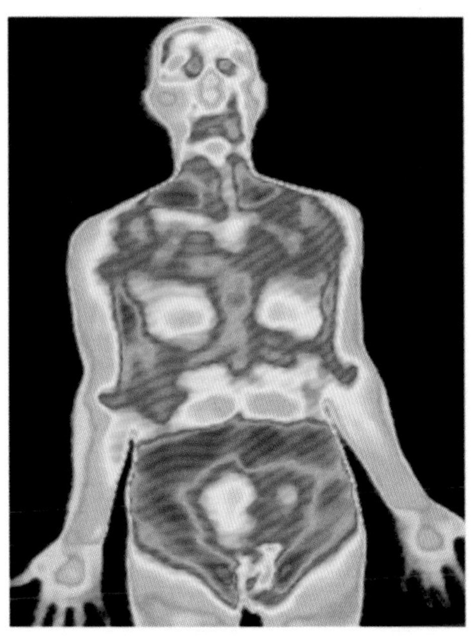

图4－6　气血亏虚证

桡动脉热辐射低于掌心，心区及脾区可见凉偏离。易发心悸、失眠、头昏、少气懒言、自汗、神疲乏力等。

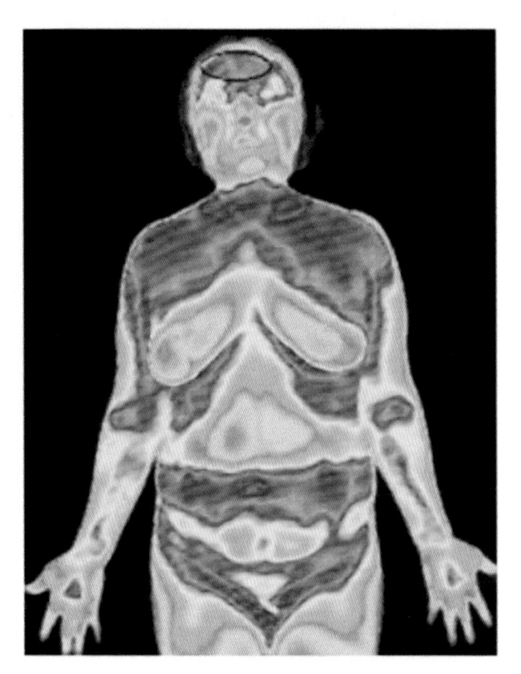

图4－7　气阴两虚证

肺上部、掌心、关节、腰椎两侧热偏离。易发干咳少痰、咽痛、口干、午后潮热、五心烦热等。

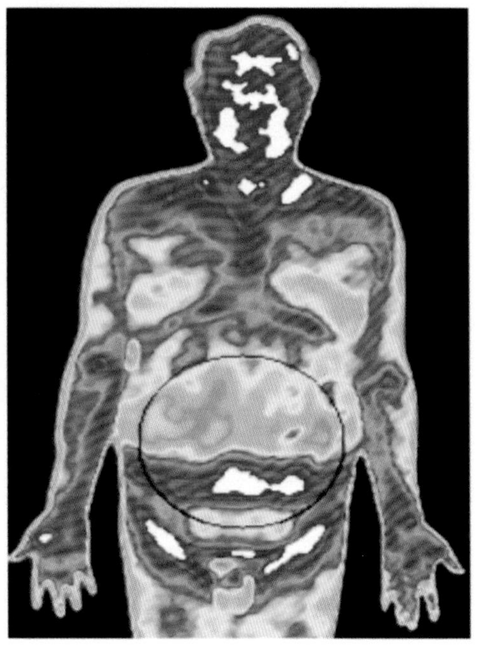

图4－8　湿热蕴结证

鼻区、肺区、胃经、大肠经、前列腺及肾区热偏离。易发头身困重、口苦口黏、口干不欲饮、胸闷腹胀等。

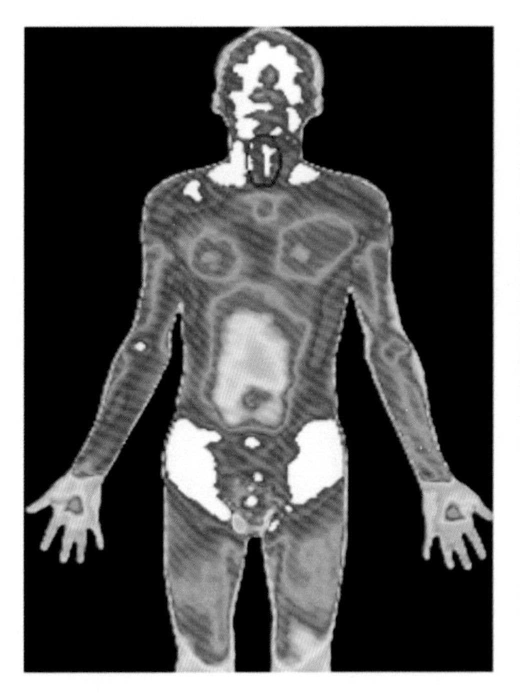

图 4－9　肝肾阴虚证（正面）

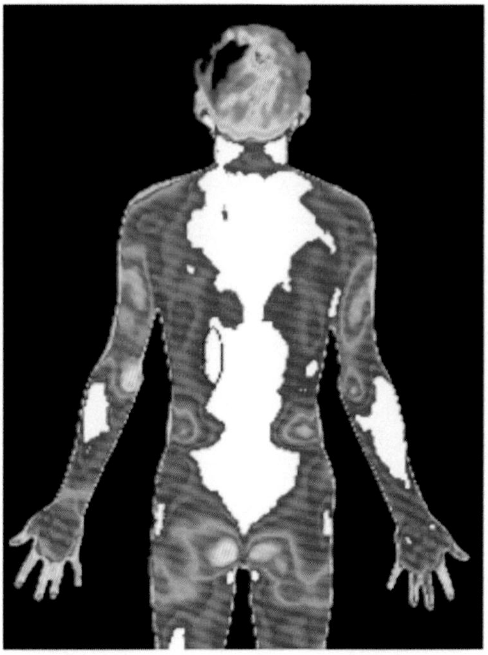

图 4－10　肝肾阴虚证（背面）

眼部、大关节、手心、面颊、肝区、肾区、睡眠线、腰椎热偏离。
易发腰膝酸软、胁痛、耳鸣、遗精、眩晕、失眠、五心烦热等。

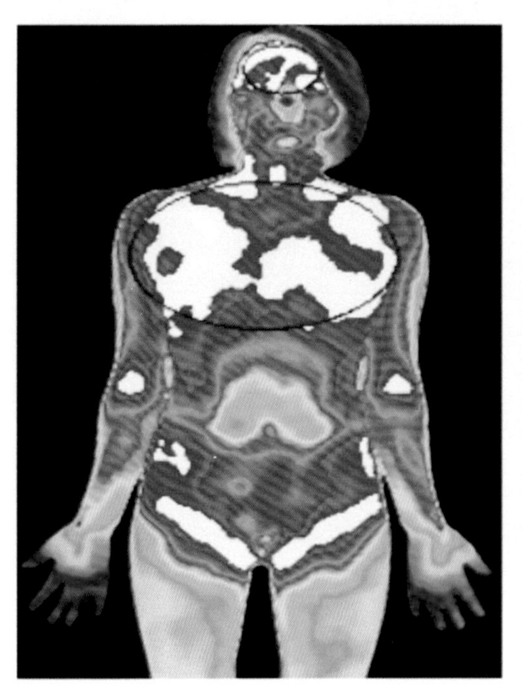

图 4－11　肝郁化火证

额部、眼部、乳腺、甲状腺区及肝区热偏离。易发情绪激动、烦躁易怒、头昏胀痛、面红目赤、便秘、口苦等。

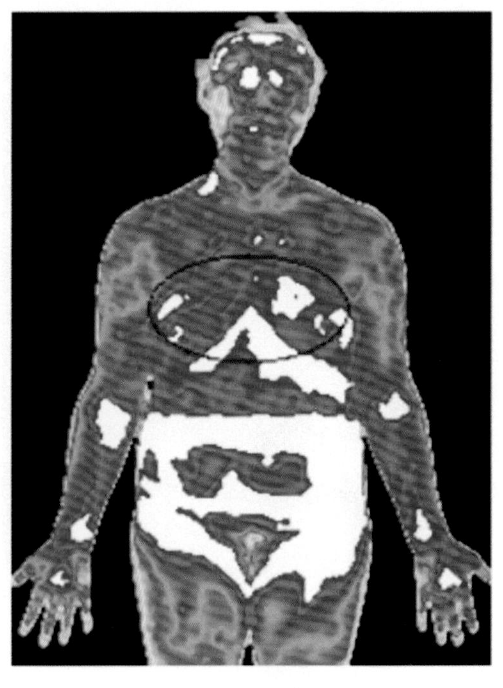

图 4－12　肝气郁结证

肝区团状热偏离，额部 M 型热偏离。易发胸胁胀痛、情志抑郁、易怒、叹气时作、咽喉异物感等。

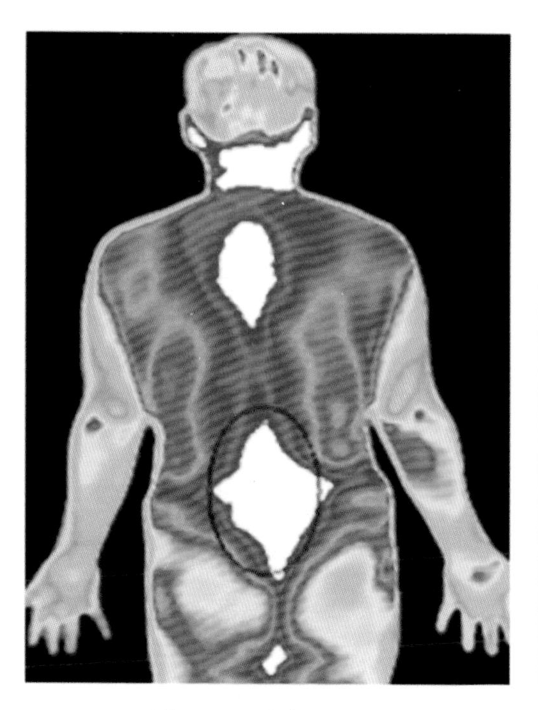

图 4－13　肾精不足证

手心、面部关节热偏离，脊柱热源连续性消失，腰椎两侧异常热偏离。易发耳鸣耳聋、生殖能力下降、健忘、腰酸、脱发等。

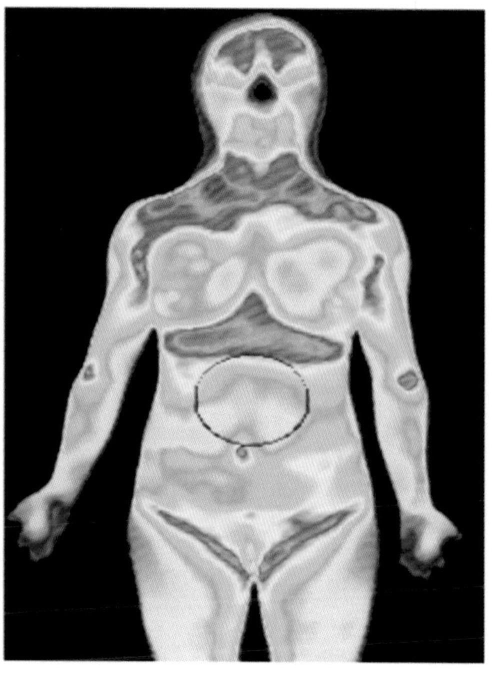

图 4－14　脾肾两虚证

四肢末端、面颊、鼻区、小腹中脘及脐上凉偏离。易发思睡、乏力、身体困倦、形寒肢冷、大便溏薄等。

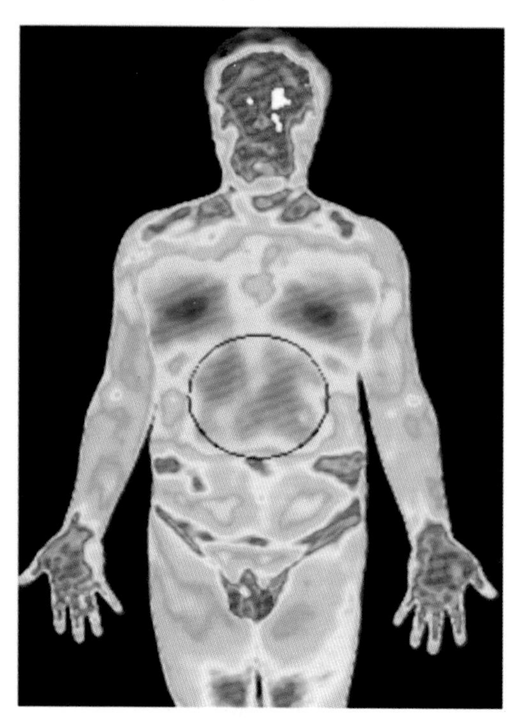

图 4－15　脾虚湿困证

右胸、胃区、脐上、桡动脉凉偏离。易发面色无华、精神疲倦、头重身困、食少便溏、女子白带量多等。

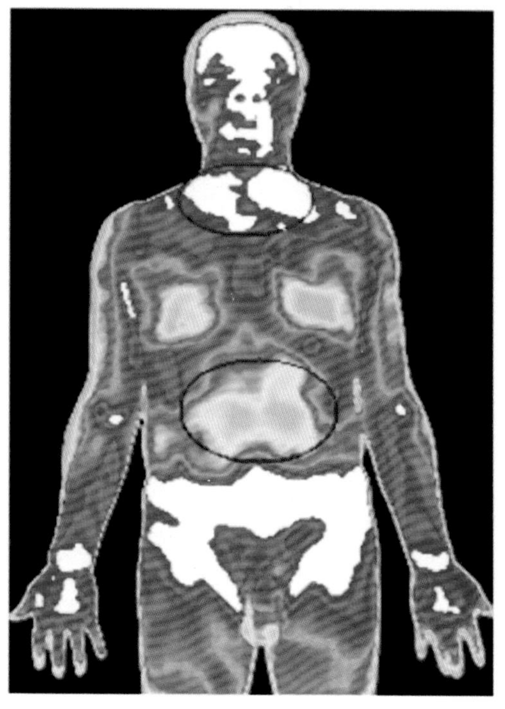

图 4－16　脾虚痰阻证

胃区、桡动脉凉偏离，肺上部热偏离。易发体胖喜睡、精神抑郁、神情呆板、胸闷腹胀、大便偏稀等。

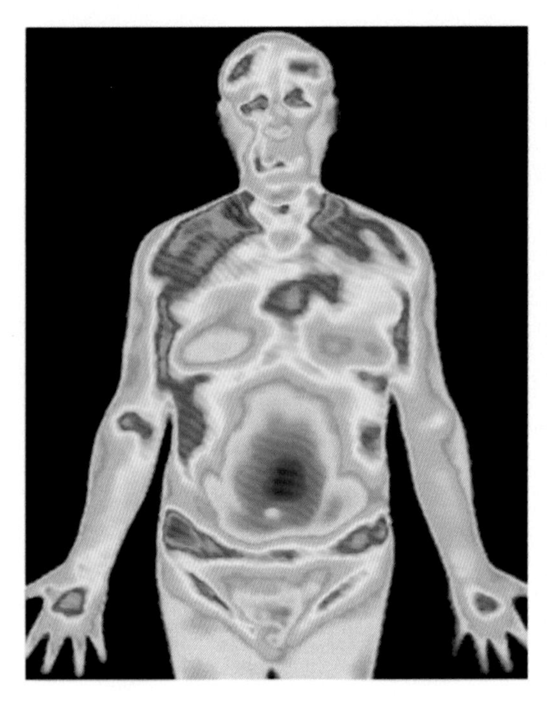

图 4－17　脾胃虚寒证

胃脘部、唇部凉偏离，肺区可见凉偏离，四肢凉偏离。易发腹胀、腹痛、四肢怕冷等。

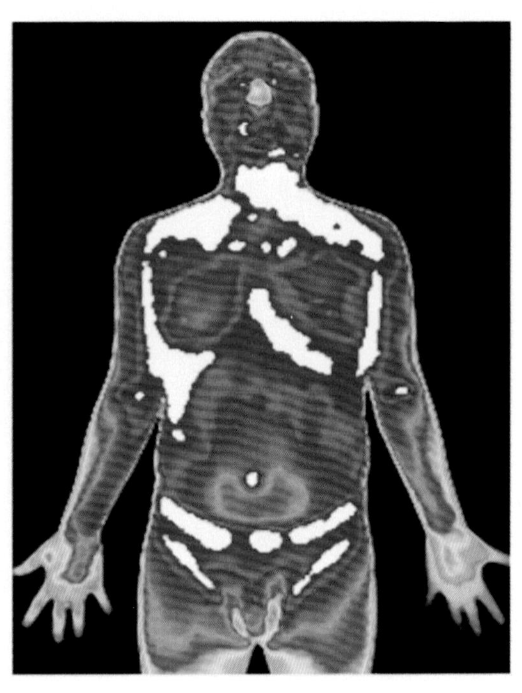

图 4－18　风热犯肺证

肺部、肺经及鼻翼两侧热偏离。易发咳嗽、咽痛、胸痛等。

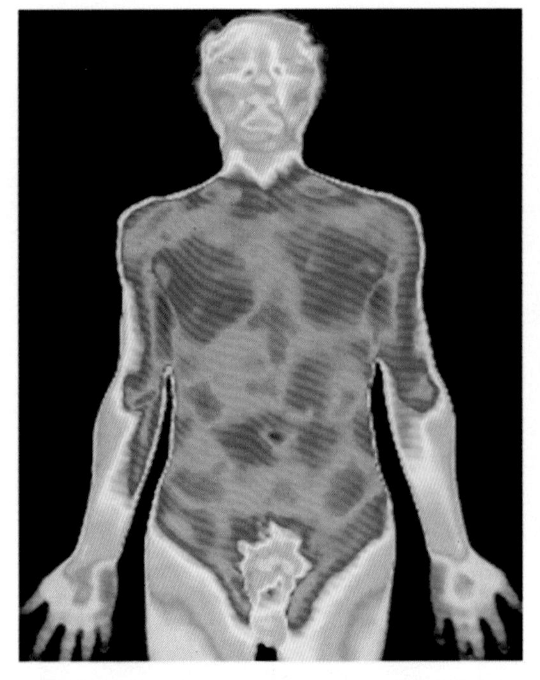

图 4－19　肾阳亏虚证

全身代谢偏低，肾经、生殖区、足跟明显凉偏离。易发肢冷、阳痿、早泄等。

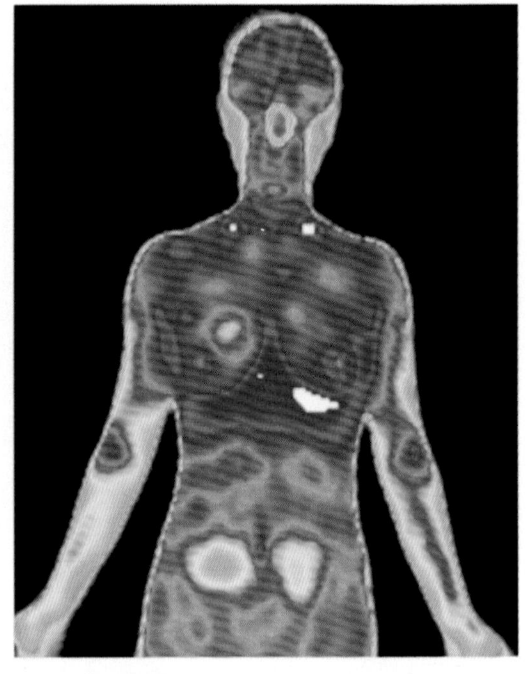

图 4－20　胃火炽盛证

胃经、胃脘部、面额部明显热偏离。易发腹痛、反酸、烧心（胃灼热）等。

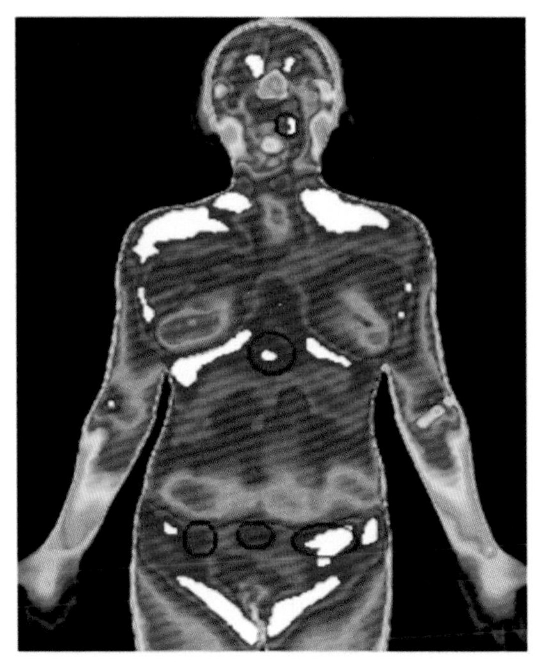

图 4－21 胃肠湿热

口唇、胃肠体表投影区出现明显异常热偏离。

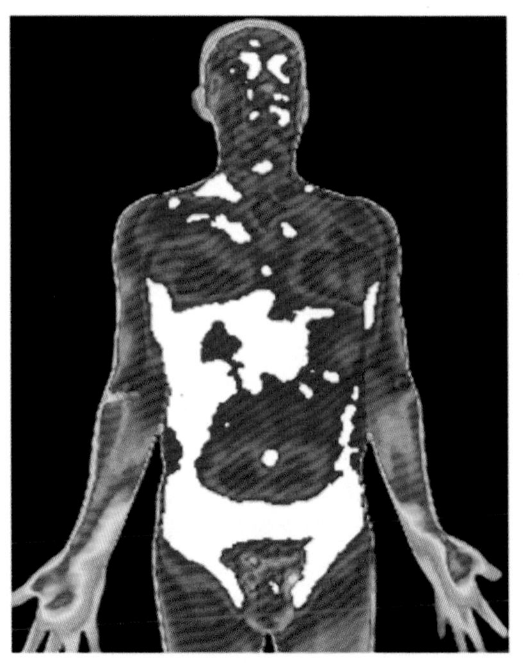

图 4－22 肝胃不和

肝区及胃区出现明显异常热偏离。

第四节 中医体质辨识

由于不同的人体其先天禀赋及后天摄取的不同，机体的代谢状况也不相同，各个脏腑经络亦会产生不同的外在表现，因而会出现不同的个体差异和体质类型。目前人体体质主要分为以下九种：

一、平和质

平和质，顾名思义就是不偏不倚，指人体保持着一种平衡状态。平和体质的人，外表看上去，不胖不瘦，体形匀称，性格开朗，阴阳气血调和，面色红润，精力充沛，很少得病等。

【红外热像特点】

热成像左右基本对称，无明显异常热偏离和凉偏离区。

二、阳虚质

阳虚质是指由于机体阳气不足，失于温煦，以形寒肢冷等虚寒现象为主要特征的体质状态。其不适表现为阳虚症状，且以肾阳虚为主，兼及心脾。处于此种亚健康状态的人群，形体多白胖，肌肉不健壮，性格多沉静、内向，喜暖怕凉，不耐受寒邪，耐夏不耐冬。一般阳虚体质者易感寒湿邪为病，比其他体质的人更容易患痰饮、肿胀、泄泻、阳痿、惊悸等病。

【体质特征】

形体白胖或面色淡白无华，平素怕寒喜暖，四肢倦怠；小便清长或夜尿频多，大便时稀或常腹泻；或口唇清淡，口不易渴或喜热饮；或易自汗出，精神不振，睡眠偏多；或阳痿滑精，宫寒不孕；或见腰脊冷痛，下利清谷；或咳清稀的泡沫样痰，常吐清水。脉沉迟而弱，舌淡胖。

【形成原因】

1. 先天因素：如遗传、父母老年得子、孕育时营养失衡、早产等。
2. 久处寒凉环境。
3. 长期偏嗜寒凉之品。
4. 房劳过度。
5. 年老阳衰。
6. 性格沉静内向，运动过少。
7. 患久治不愈之慢性疾病，损伤阳气。

【红外热像特点】

不同个体及不同的脏腑阳虚会出现不同的红外热像，如：肾阳虚者，肾区上升性脊柱热消失，腰椎两侧、面颊及鼻区凉偏离；脾阳虚者，中脘、桡动脉、口唇凉偏离；心阳虚者，心区及舌尖凉偏离。此外，一些器质性病变会发生相应的红外热成像变化。

三、阴虚质

阴虚质是指阴液（如血液、津液、阴精）虚少的体质状态。其不适表现为阴虚症状，且以肾阴虚为主，兼及肝、心、肺、胃。处于此种体质状态的人群，性情急躁，厌恶炎热与夏天，易感温热暑邪为病。肺阴不足者，难耐秋令燥气，易致肺燥咳嗽，一旦感受温燥之邪，常迅速入里化热，伤及肝肾之阴，喜进甘寒之品。易出现痤疮、黄褐斑、失眠、黑眼圈、便秘、口臭、咽痛等症状。

【体质特征】

形体消瘦，皮肤弹性差，毛发枯焦；或口干舌燥，口渴咽干，眩晕耳鸣，大便秘结，小便短赤；或五心烦热，盗汗，腰膝酸软，性格急躁，情绪亢奋；或男子遗精，女子经少，甚则出现鼻衄、倒经等症；或见胁痛眼涩，视物模糊；或见心悸健忘，失眠多梦；或见干咳少痰，咽痛音哑；或见饥不欲食。舌质红，苔少，脉细。

【形成原因】

1. 先天遗传。
2. 经常熬夜。
3. 性格内向，情绪不稳定，长期抑郁。
4. 喜嗜辛辣或常服用助热利湿的方药。
5. 长期处于炎热环境。

【红外热像特点】

不同个体及不同的脏腑阴虚会出现不同的红外热像，如：肾阴不足者，腰椎两侧、手心、面部及关节热偏离；心阴血亏虚者，心体表投影区及心经热偏离；肝阴亏虚者，肝区及小鱼际热偏离。此外，肺阴虚、胃阴虚及一些器质性病变会发生相应的红外热成像变化。

四、气虚质

气虚质指人体的生理功能不良，体力与精力明显缺乏，稍微工作和活动后就觉疲劳不适的一种状态。本体质者常因一身之气不足而易受外邪侵入，体质形成与脾、心、肺、肝四脏密切相关。处于此种亚健康状态的人群，肌肉松软，性格内向，情绪不稳定，胆小不喜欢冒险；平素体质虚弱，卫表不固易患感冒；或病后抗病能力弱，易迁延不愈；易患内脏下垂、虚劳等病。不耐受寒邪、风邪、暑邪。

【体质特征】

体型偏虚胖，或胖瘦均有，肌肉松软；平素气短懒言，语言低怯，精神不振，肢体容易疲乏，易出汗；面色萎黄或淡白，目光少神，口淡，唇色少华，毛发不泽，头晕，健忘，大便正常，或虽有便秘但不硬结，或大便不成形，便后仍觉未尽，小便正常或偏多。舌淡红，舌体胖大，边有齿痕，脉象虚缓。

偏于肺气虚者易喷嚏，流清涕，舌质淡，脉细弱，常自汗；易患感冒、哮喘、眩晕或兼有体质过敏。

偏于脾气虚者多见胃口欠佳，疲倦乏力等症。

偏于心气虚者多见失眠等症。

【形成原因】

先天不足，后天失养，如孕育时父母体弱、早产、人工喂养不当、偏食、厌食，或因病后气亏、年老气弱等。

【红外热像特点】

不同个体及不同的脏腑气虚会出现不同的红外热像，如：肺气虚者，肺区及鼻尖凉偏离；脾气虚者，中脘及桡动脉凉偏离；心气虚者，心区及舌尖凉偏离。此外，一些器质性病变会发生相应的红外热成像变化。

五、痰湿质

痰湿质是由于津液运化失司，痰湿凝聚体内，以黏滞重浊为主要特征的体质状态。痰湿体质是一种常见的中医体质类型，该体质者性格偏温和稳重，恭谦和达，多善于忍耐，对梅雨季节及湿环境的适应能力差，与糖尿病、高血压、冠心病、肥胖、中风等疾病的发生有密切关系。

【体质特征】

形体特征：体形肥胖，腹部肥满松软。

常见表现：面部皮肤油脂较多，多汗且黏，胸闷，痰多；或面色淡黄而暗，眼胞微浮，容易困倦；口黏腻或甜，身重不爽；或喜食肥甘甜腻，大便正常或不实，小便不多或微混。舌体胖大，舌苔白腻，脉滑。

【形成原因】

1. 先天禀赋。
2. 饮食起居：高能量饮食、低运动水平是肥胖人痰湿体质形成的主要原因。
3. 年龄：衰老人群机体可自然形成痰浊，使不同病理性体质与痰湿体质相夹杂。
4. 疾病和药物影响：疾病日久，或滥用某些特殊药物，亦可形成痰湿体质。

【红外热像特点】

不同个体及不同的脏腑痰湿会出现不同的红外热像，如：脾虚湿盛者，右胸、胃区、肚脐上、桡动脉凉偏离；脾胃湿热者，中脘、中焦、口唇、桡动脉及胃经热偏离；痰热壅肺者，鼻区、双肺及胸椎热偏离；脾肾阳虚者，四肢末端、面颊、鼻区、小腹、肚脐、腰椎两侧凉偏离。此外，一些器质性病变会发生相应的红外热成像变化。

六、湿热质

湿热质是一种以人体湿热偏盛为特点的体质类型。以青年人多见，发病以膀胱、肝胆、胃、大肠等为主。本体质之人一经患病，多为急性病、暴发病，发病后易化热化火而表现为实证。

【体质特征】

形体特征：形体偏胖或消瘦。

常见表现：面垢油光，多有痤疮、粉刺，常感口干口苦，眼睛红赤，心烦懈怠，身重困倦，小便短赤，大便燥结或黏滞，男性多有阴囊潮湿，女性常有带下增多；平时多性情急躁，容易发怒；不能耐受湿热环境。舌质偏红，苔黄腻，脉多见滑数。

湿热质人群多伴有皮肤病，如：痤疮、湿疹、银屑病、汗疱疹、湿癣、脂溢性皮炎、酒渣鼻等。

【形成原因】

1. 先天禀赋。
2. 嗜烟酒肥甘。
3. 滋补不当，滋补过度会催生或者加重这种体质。
4. 长期情绪压抑，借酒浇愁。
5. 长期生活在湿热环境下。

【红外热像特点】

不同的病因及脏腑湿热会出现不同的红外热像，如：肝胆湿热者，一般以肝胆区、肝经、少腹部热偏离及额头 M 型热象为多见；胃肠湿热者，一般以腹部、口唇、胃经、大肠经热偏离为主。此外，一些器质性病变会发生相应的红外热成像变化。

七、血瘀质

血瘀质是体内有血液运行不畅的潜在倾向或瘀血内阻的病理基础，从而引起脏腑、组织的血液循环障碍，并表现出一系列的外在征象的体质状态。处于这种体质状态的人群，怕风，畏寒，易伤于七情或劳逸，多见于妇女产后、失血家和老年人。血瘀质发病以心、肝、女子胞为主，兼及诸脏及身体各部。易出现肥胖、黄褐斑、痤疮、月经不调、黑眼圈等，易患出血、中风、冠心病、抑郁症等病症。

【体质特征】

以瘦人居多，往往性格内郁，易心情不快，甚至烦躁健忘，平素面色晦暗，皮肤干燥，偏暗或色素沉着，易出现瘀斑；女性多见痛经、闭经，或经血中多凝血块，或紫黑有块，崩漏，或有出血倾向。舌质紫暗，有瘀点或片状瘀斑，舌下静脉可有曲张，脉涩或脉细弱。

【形成原因】

1. 先天遗传因素。

2. 跌仆损伤可致瘀血，若治不及时或治之不当，瘀血不能及时消散，恶血留内不去而成血瘀质；虽然临床症状已经消失，但体内仍有潜在性瘀血，形成偏颇的体质。

3. 长期的、强烈的精神刺激，可致瘀血蕴里而不散，日久可致机体的形态、结构、功能发生改变，从而导致血瘀质的产生。

4. 饮食膏粱厚味，且居处过于安逸，则气血运行不畅，可致瘀血体质形成。

5. 慢性疾病迁延日久，脏腑功能失调，影响气机的升降出入，久则影响血运，或脏腑功能衰弱，血运无力，皆可致血脉阻滞，致阴阳相对平衡的体质结构发生改变，形成瘀血体质。

6. 久服寒凉的药物或食物，或长期生活在寒冷的环境中。

【红外热像特点】

不同的个体会出现不同的红外热像，一般以肺俞、膈俞等穴位及各经络郄穴异常热偏离，躯干、肢体左右热源不对称为多见。部分人头部及四肢末端呈异常凉偏离。此外，一些器质性病变会发生相应的红外热成像变化。

八、气郁质

气郁质多见于中青年，以女性多见，性格多孤僻内向，易多愁善感，气量较狭小。气郁质者发病以肝为主，兼及心、胃、大肠、小肠。易伤情志及饮食，易产生气机不畅，如郁病、失眠、梅核气、惊恐等病症。

【体质特征】

形体无特殊，面色晦暗或黄，对精神刺激适应能力差，平时容易忧郁寡欢，喜叹息，易于激动，多烦闷不乐；或有胸胁胀满，或胸腹部走窜疼痛；食量偏少，食后常感胀满不适，多呃逆，睡眠较差，大便多干且无规律，妇女常有月经不调和痛经，经前乳胀。舌质偏暗，苔薄白，脉弦。

【形成原因】

1. 先天遗传。

2. 经常熬夜。

3. 长期压力过大，思虑过度。

4. 突发的精神刺激，比如亲人去世、暴受惊恐等。

【红外热像特点】

不同的病因及个体会出现不同的红外热像，一般以眼部、乳腺周围、肝区、肝经、少腹部、小鱼际热偏离、白帽子征及额头 M 型热象为多见，此外一些器质性病变会发生相应的红外热成像变化。

九、特禀质

特禀质是在禀赋遗传基础上形成的一种特异体质，生理机能和自我调适力低下，在外在因素的作用下，反应性增强，其敏感倾向表现为对不同过敏原的亲和性和反应性，呈现个体体质的差异性和家族聚集的倾向性。这种体质的人群，部分伴有遗传性疾病，易药物过敏，适应能力差，易引发宿疾。

【体质特征】

体质特征常有先天缺陷，或有和遗传相关的疾病，如：先天性、遗传性的生理缺陷，先天性、遗传性疾病，过敏性疾病，原发性免疫缺陷等。若为过敏体质者，常表现对季节气候的适应能力差，皮肤易出现划痕，易形成风团、瘾疹等，易患花粉症、哮喘等，并易引发宿疾及药物过敏。

【形成原因】

1. 先天和遗传因素。

2. 环境因素：环境存在着易过敏的物质，如：油漆、药物、染料，以及某些微生物、寄生虫、植物花粉等。

3. 食物、药物因素：部分特禀质者对某些食物、药物过敏。

【红外热像特点】

不同的个体会出现不同的红外热像，一般以斑状、团片状热偏离，脊柱热的连续性异常为多见。此外，一些器质性病变会发生相应的红外热成像变化。

十、九种体质的红外热成像及其特征（图 4－23～图 4－31）：

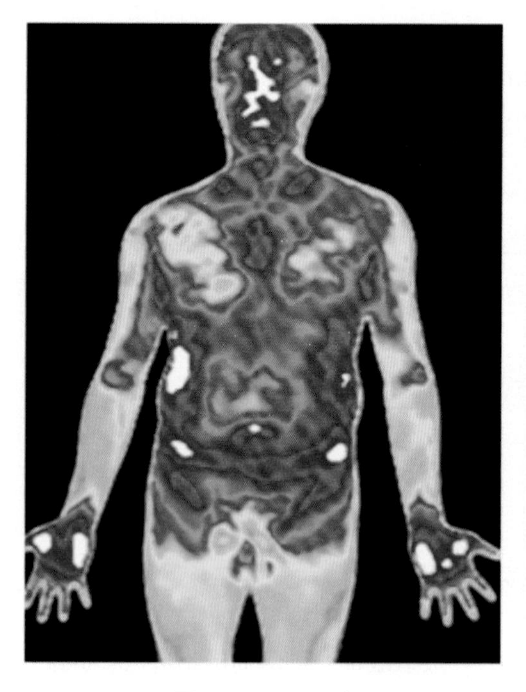

图 4－23　平和质

体型匀称，热源左右基本对称，无明显热偏离及凉偏离，三焦热源层次分明。

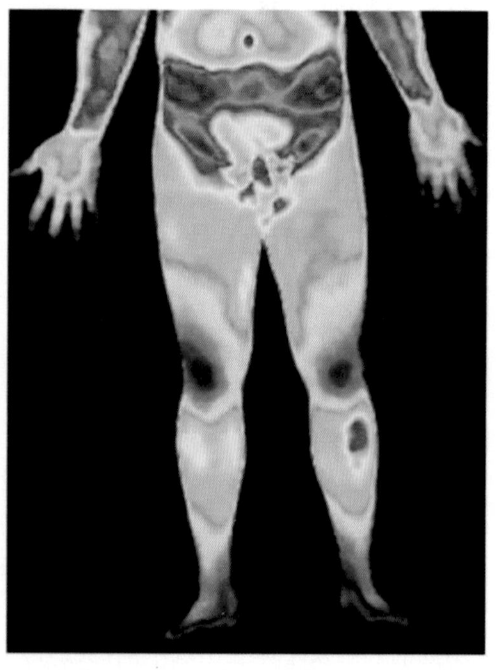

图 4－24　阳虚质

体型偏胖，肾区、腹部、四肢及鼻尖凉偏离，肾区未见上升性脊柱热，脊柱热出现分段，机体呈低代谢状态。易患痰饮、肿胀、泄泻、阳痿等。

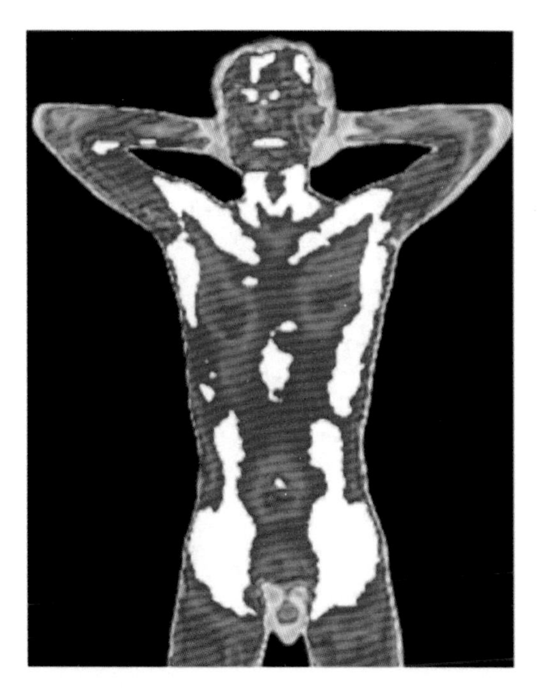

图 4－25　阴虚质

形体消瘦，全身热偏离，以大关节、眼部、手心、乳腺、腰椎为明显。易患失眠、口腔溃疡、便秘等。

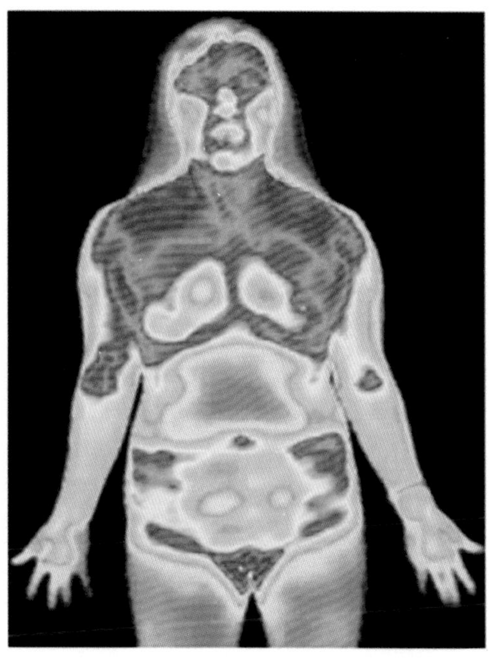

图 4－26　气虚质

体型虚胖，热源左右基本对称，中焦凉偏离，桡动脉热辐射低于掌心。平素易感冒、哮喘、疲倦乏力等。

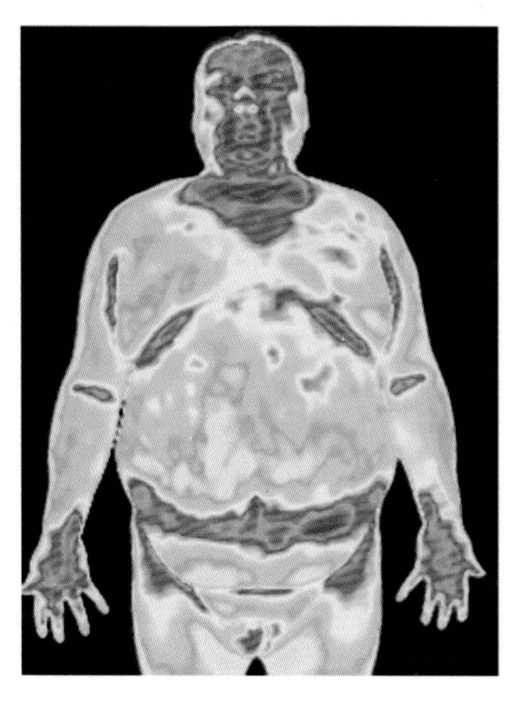

图 4－27　痰湿质

体型偏胖，中焦、脐上、桡动脉凉偏离。易患糖尿病、高血压、冠心病等。

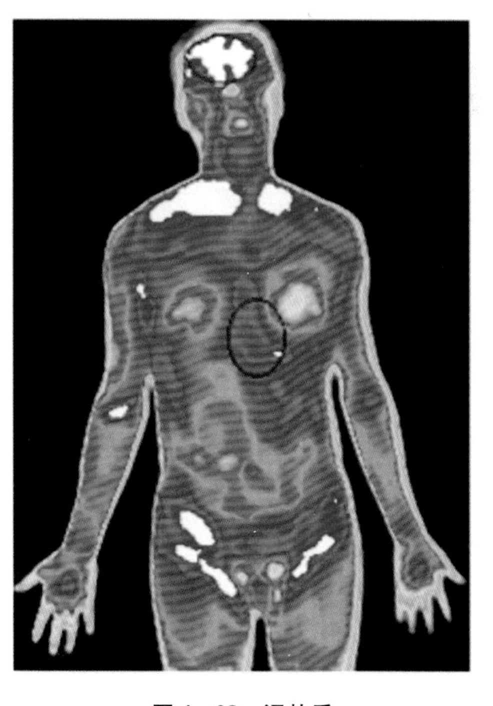

图 4－28　湿热质

体型偏胖，胃经、膀胱经、胆经热偏离，桡动脉热偏离。易患溃疡、结石、痛风等。

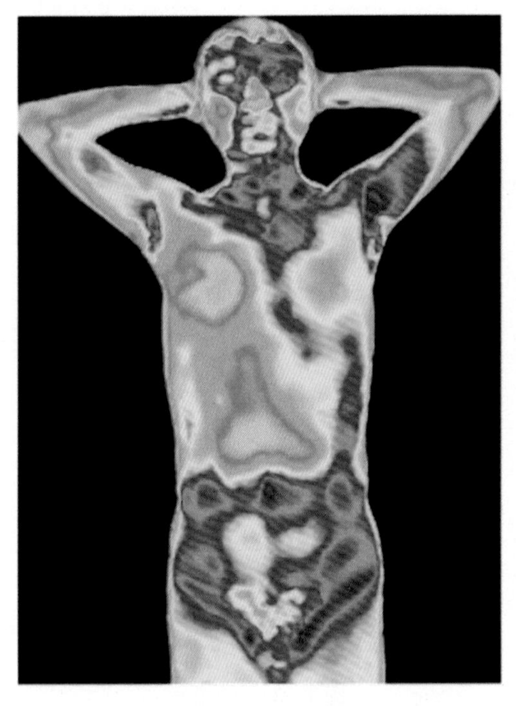

图 4－29　血瘀质

以瘦人居多，以心及心包经循行路线热偏离为主，热源左右不对称，脑部多出现局部凉偏离现象。平素易患心脑血管疾病、黄褐斑、痤疮、黑眼圈、月经不调等。

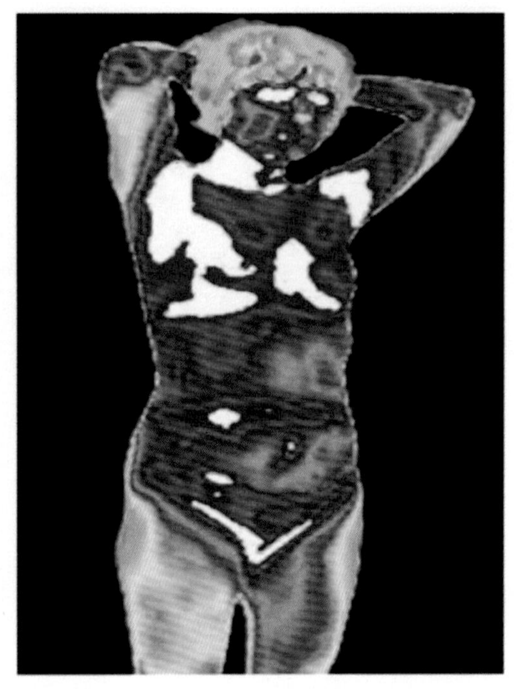

图 4－30　气郁质

体型无特殊，肝经循行路线及乳腺、甲状旁腺热偏离，额头可见 M 型热象。易患郁病、梅核气、失眠、乳腺疾病等。

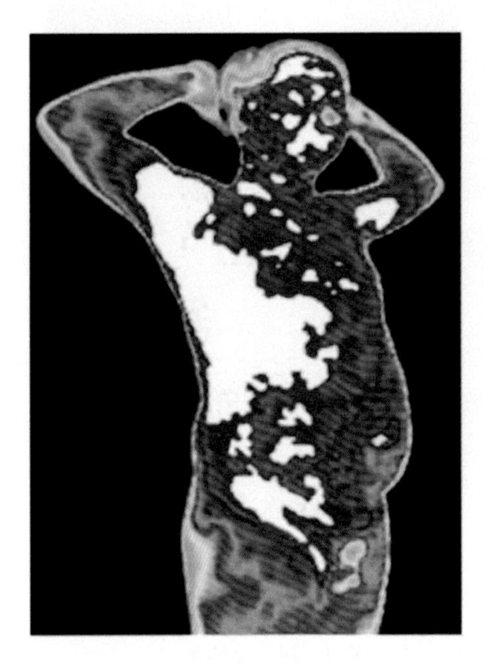

图 4－31　特禀质

体型无特殊，全身可见斑状、点片状热偏离。易患哮喘、风团、皮疹、过敏性疾病等。

第五节　大病早期预警

红外检测与“中医可视化”不谋而合，通过外部的变现而反映内在的变化，认识人体的生理及病理过程，在早期由于这些变化而产生温度的改变，我们可以根据红外检测及中医学整体观念和辨证论治的思想对机体进行良好的辨识，用数字化、可视化的方式收集更多的望、闻、问、切所不能收集到的信息，及早进行干预调理，以达“未病先防，已病防变”，可有效节约医疗资源。

一、冠心病早期

（一）定义

动脉粥样硬化是一组称为动脉硬化的血管病中最常见、最重要的一种。各种动脉硬化的共同特点是动脉管壁增厚变硬、失去弹性和管腔缩小。冠状动脉粥样硬化性心脏病（冠心病）是指因冠状动脉粥样硬化使血管腔狭窄、阻塞和（或）冠状动脉痉挛，导致心肌缺血缺氧或坏死而引起的心脏病，属于中医学“胸痹”“真心痛”范畴。

当心肌供血下降、不足时，其对应的体表区域会出现温度下降，红外检测就可以提前反映出这一变化，早期发现，指导早期干预，其意义重大。

（二）流行病学

冠心病患者男性多于女性，多数患者年龄在40岁以上，脑力劳动者较多，劳累、情绪激动、饱食、受寒、急性循环衰竭等为常见的诱因。在美国死于本病者占人口死亡数的1/3～1/2，占心脏病死亡数的50%～75%。本病在中国不如欧美国家多见，其流行趋势有3个特点：

1. 存在显著的地区差异，最高与最低相差32.9倍，总的来说，北方高，南方低。

2. 近年来呈上升趋势。据1996年全国统计数据，部分城市的死亡率达64.25/10万人口，1988年增长了53.4%。此外，在住院心脏病患者中所占比例也逐年增加，仅以上海两所综合性医院的资料为例，20世纪90年代已达39.18%，比20世纪80世纪增长了46.2%。

3. 冠心病危险因素仍在增长，一些经济发达地区人群的平均血压、血清胆固醇水平都有所升高，肥胖人数增多，我国的卷烟消耗量仍在增长。稳定型心绞痛患者大多数能生存很多年，但有发生急性心肌梗死或猝死的危险。

心肌梗死在欧美常见，世界卫生组织报告1986～1988年35个国家每10万人口冠心病年死亡率，以瑞典和爱尔兰最高，男性分别为253.4和236.2，女性分别为154.7和143.6；中国和韩国最低，男性分别为15.0和5.3，女性分别为11.7和3.4。美国每年约有80万人发生心肌梗死，45万人再梗死。本病在中国远不如欧美多见，20世纪70～80年代，北京、河北、黑龙江、上海、哈尔滨、广州等省市年发病率仅0.2‰～0.6‰，其中以华北地区最高。20世纪80年代，北京急性心肌梗死发病率为64.01/10万人口；而20世纪90年代，该病男性发病率增至169/10万人口，女性发病率增至96/10万人口。

（三）临床表现

1. 症状

（1）冠心病早期多无明显的表现，心绞痛时以发作性胸痛为主要临床表现。

（2）心肌梗死的临床表现与梗死的大小、部位、侧支循环情况密切有关。

2. 体征

（1）冠心病早期一般无异常体征。发作时常见心率增快，血压升高，表情焦虑，皮肤冷或出汗，有时出现第三或第四心音奔马律。可有暂时性心尖部收缩期杂音，是乳头肌缺血以致功能失调，进而引起二尖瓣关闭不全所致。

（2）心肌梗死的主要表现

①心脏体征：心脏浊音界可正常，也可轻度至中度增大；心率多增快，少数也可减慢；心尖区第一心音减弱；可出现第四心音（心房性）奔马律，少数有第三心音（心室性）奔马律；10% ~20% 的患者在起病第 2 ~ 3 天出现心包摩擦音，为反应性纤维性心包炎所致；心尖区可出现粗糙的收缩期杂音或伴收缩中晚期喀喇音，为二尖瓣乳头肌功能失调或断裂所致；可有各种心律失常。

②血压：除极早期血压可增高外，几乎所有患者都有血压降低。起病前有高血压者，血压可降至正常，且可能不再恢复到起病前的水平。

③其他：可有与心律失常、休克或心力衰竭相关的其他体征。

（四）典型红外热成像特征

冠心病早期患者的典型红外热成像多表现为虚里区明显凉偏离（图 4 – 32、图 4 – 33），一般偏心阴不足者可见头面部区域性热偏离；偏心气、心阳不足者可见头面部区域性凉偏离。

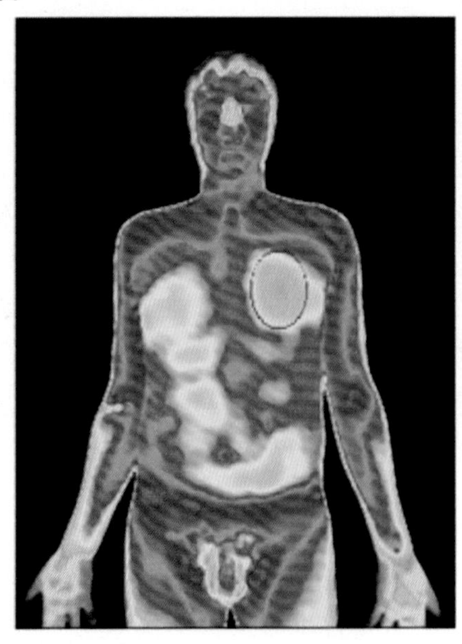

图 4 – 32　冠心病早期患者典型红外热成像（一）

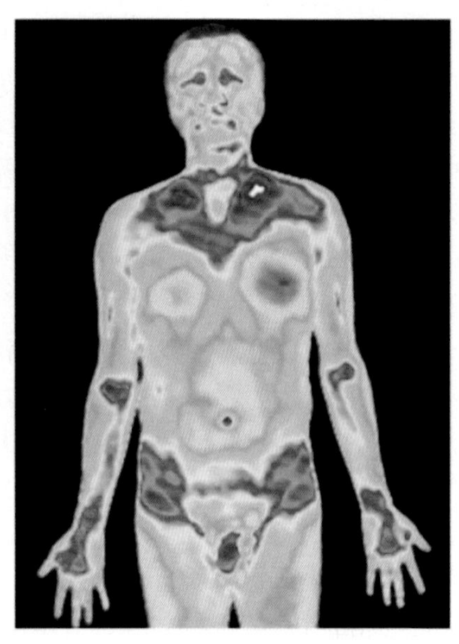

图 4 – 33　冠心病早期患者典型红外热成像（二）

本病在中医学属“胸痹”“真心痛”范畴，临床应结合患者的一般情况、病史、症状、体征、体质等综合辨证，进行个体化调理。

二、脑梗死早期

（一）定义

脑梗死又称缺血性脑卒中，是指由于脑部血液供应障碍，致使缺血、缺氧而引起的局限性脑组织的缺血性坏死或脑软化，属于中医学“中风”范畴。

脑梗死的临床常见类型有脑血栓形成、腔隙性梗死和脑栓塞等。脑梗死约占全部脑卒中的70%。脑血栓形成是脑梗死最常见的类型，通常是指脑动脉主干或皮质支动脉粥样硬化导致血管增厚、管腔狭窄闭塞和血栓形成，引起脑局部血流减少或供血中断，使脑组织缺血、缺氧，进而导致软化、坏死，出现局灶性神经系统症状和体征，故而临床上又称为“动脉粥样硬化性脑血栓”或“血栓性脑梗死”。

动脉管腔狭窄和血栓形成最常见的原因是动脉粥样硬化斑导致管腔狭窄和血栓形成，可见于颈内动脉和椎基底动脉系统的任何部位，但以动脉分叉处或转弯处多见，如大脑中动脉、前动脉和后动脉的起始部，颈总动脉与颈内、外动脉的分叉处。而当脑部供血下降、不足时，其对应的区域会出现温度下降，红外检测就可以提前反映这一变化，早期发现，指导早期干预，意义重大。

（二）流行病学

我国1986～1990年大规模人群调查显示，脑卒中发病率为109.7/10万～217/10万，患病率为719/10万～745.6/10万，死亡率为116/10万～141.8/10万。脑卒中发病率男性高于女性。脑卒中发病率、患病率和死亡率随年龄增长而增加，其患病率和死亡率在45岁后均呈明显增加，65岁以上人群增加最明显，75岁以上者发病率是45～54岁组的5～8倍。存活者中有50%～70%的患者遗留瘫痪、失语等严重残疾，给社会和家庭带来沉重的负担。脑卒中的发病与环境因素、饮食习惯和气候（纬度）等因素有关。既往文献报告显示，脑梗死患者约占全部脑卒中的70%。

（三）临床表现

1. 一般特点

由动脉粥样硬化所致者以中、老年人多见，由动脉炎所致者以中青年多见。常在安静或休息状态下发病，部分病例在发病前有肢体无力及麻木、眩晕等短暂性脑缺血发作（TIA）的前驱症状。神经系统局灶性症状多在发病后10余小时或1～2天内达到高峰。除脑干梗死和大面积梗死外，大多数患者意识清楚，或仅有轻度意识障碍。

2. 临床类型

依据症状和体征的演进过程可分为：

（1）完全性卒中

指发病后神经功能缺失症状较重较完全，常于数小时内（<6小时）达到高峰。

（2）进展性卒中

指发病后神经功能缺失症状在48小时内逐渐进展或呈阶梯式加重。

（3）可逆性缺血性神经功能缺失

指发病后神经缺失症状较轻，持续24小时以上，但可于3周内恢复。

（四）脑梗死的临床综合征

主要临床表现：动脉粥样硬化性脑梗死多见于中老年，动脉炎所致者以中青年多见。常在安静或睡眠中发病，部分病例有TIA前驱症状，如肢体麻木、无力等。局灶性体征多在发病后10余小时或1~2天达到高峰。患者意识清楚或有轻度意识障碍。脑梗死常见的临床综合征包括：

1. 颈内动脉闭塞综合征

严重程度差异颇大，取决于侧支循环状况。颈内动脉卒中可无症状，症状性闭塞出现单眼一过性黑蒙，偶见永久性失明（视网膜动脉缺血）或Horner综合征（颈上交感神经节节后纤维受损），伴对侧偏瘫、偏身感觉障碍或同向性偏盲等（大脑中动脉缺血），优势半球受累可伴失语症，非优势半球受累可有体象障碍。颈动脉搏动减弱或血管杂音，亦可出现晕厥发作或痴呆。

2. 大脑中动脉闭塞综合征

主干闭塞导致病灶对侧中枢性面舌瘫与偏瘫（基本均等性）、偏身感觉障碍及偏盲（三偏）；优势半球受累可出现完全性失语症，非优势半球受累可出现体象障碍。

3. 大脑前动脉闭塞综合征

交通动脉前主干闭塞可因对侧代偿而不出现症状；交通动脉后闭塞可导致对侧中枢性面舌瘫与下肢瘫；旁中央小叶受损可见尿潴留或尿急；额极与胼胝体受损可见淡漠、反应迟钝、欣快和缄默等；优势半球病变可出现Broca失语和上肢失用；皮质支闭塞可导致对侧中枢性下肢瘫，可伴感觉障碍（胼周和胼缘动脉闭塞）；眶动脉及额极动脉闭塞可出现对侧肢体短暂性共济失调、强握反射及精神症状；深穿支闭塞则引起对侧中枢性面舌瘫、上肢近端轻瘫（累及内囊膝部及部分前肢）。

4. 大脑后动脉闭塞综合征

主干闭塞引起对侧同向性偏盲，上部视野损伤较重，黄斑视力可不受累（黄斑视觉皮质代表区为大脑中、后动脉双重血液供应）；优势半球枕叶受累可出现命名性失语、失读，不伴失写；双侧大脑后动脉闭塞可导致皮质盲、记忆受损（累及颞叶）、不能识别熟悉面孔（面容失认症）、幻视和行为综合征。

深穿支闭塞：

丘脑穿通动脉产生红核丘脑综合征：病侧小脑性共济失调、意向性震颤、舞蹈样不自主运动、对侧感觉障碍。

丘脑膝状体动脉出现丘脑综合征：对侧深感觉障碍、自发性疼痛、感觉过度、轻偏瘫、共济失调、舞蹈－手足徐动症等。

5. 基底动脉闭塞综合征

基底动脉或双侧椎动脉闭塞是危及生命的严重脑血管事件，可引起脑干梗死，出现眩晕、呕吐、四肢瘫、共济失调、昏迷、高热等；中脑受累可出现中等大固定瞳孔；脑桥病变可出现针尖样瞳孔。

6. 小脑后下动脉或椎动脉闭塞综合征

也称延髓背外侧综合征，是脑干梗死最常见的类型，常导致眩晕、呕吐、眼球震颤（前庭神经核）；交叉性感觉障碍（三叉神经脊束核和对侧交叉的脊髓丘脑束受损）；同侧 Horner 综合征（下行交感神经纤维受损）；饮水呛咳、吞咽困难和声音嘶哑（疑核受损）；同侧小脑性共济失调（绳状体或小脑受损）。小脑后下动脉解剖变异较多，常见不典型临床表现。

（五）典型红外热成像特征

脑部动脉血液是由两对颈内动脉和椎动脉两大系统供应的，脑梗死患者的红外热成像多表现为血液供应不足区域的凉偏离（图 4－34～图 4－37），多伴有肢体或躯干热源左右不对称，结合中医红外识图方法，可以更客观地进行脏腑、经络、体质等的定位、定性、定量诊断，红外热成像还可以较其他影像学提前 1～3 个月发现早期脑梗死。

颈内动脉若堵塞（通过眼动脉的血流量常常减少），可导致患者患侧面部眶上区内侧供血不畅，局部降温。眶上动脉是颈内动脉中眼动脉的一个分支，能间接反映出颈内动脉的血液循环供应情况；眶上动脉比其他动脉更为浅表，适合于红外热成像检查，因此可利用红外热成像仪检查眶上动脉以判别颈内动脉血液的供应情况。

本病在中医学属“头痛”“眩晕”“中风”等范畴，临床当结合患者的一般情况、病史、症状、体征、体质等综合辨证，再进行个体化干预调理。

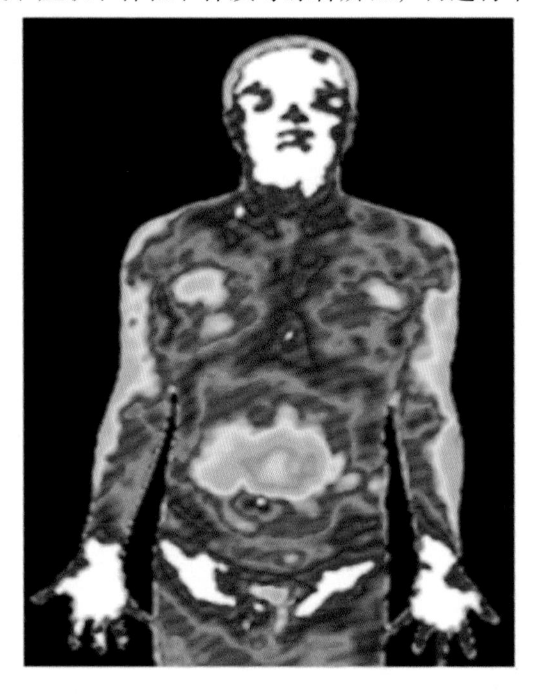

图 4－34　脑梗死患者典型红外热成像（一）

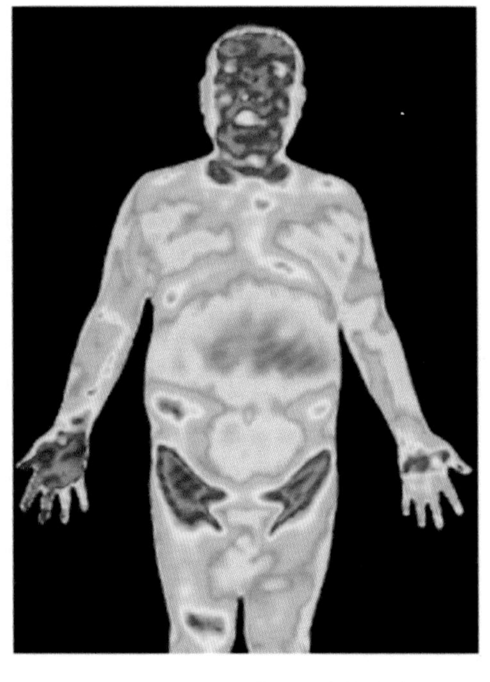

图 4－35　脑梗死患者典型红外热成像（二）

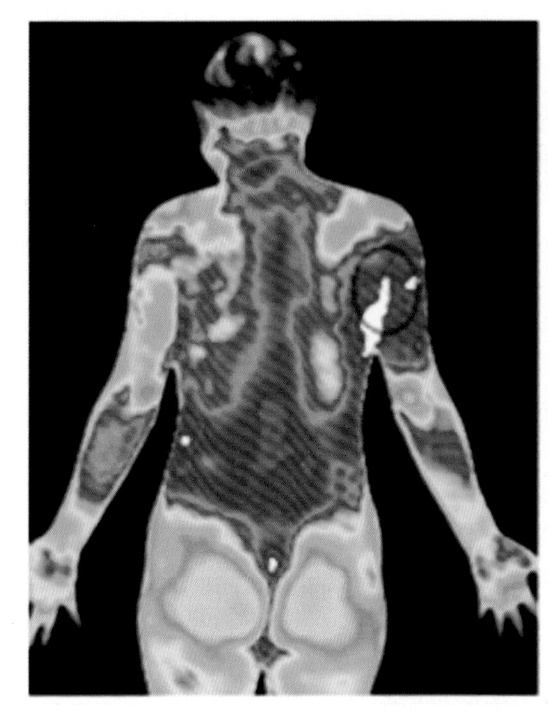

图 4－36　脑梗死患者典型红外热成像（三）

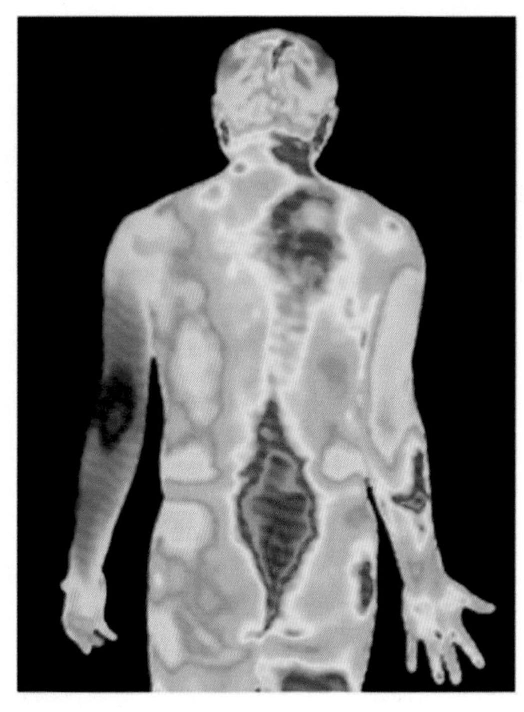

图 4－37　脑梗死患者典型红外热成像（四）

三、乳腺癌早期

（一）定义

女性乳房肿瘤的发病率甚高，良性肿瘤中以纤维腺瘤为最多，约占良性肿瘤的 3/4；其次为乳管内乳头状瘤，约为良性肿瘤的 1/5；恶性肿瘤中绝大多数（98%）是乳腺癌。乳腺癌是发生于乳腺小叶和导管上皮的恶性肿瘤，乳腺上皮细胞在多种致癌因子作用下，发生了基因突变，致使细胞增生失控。由于癌细胞的生物行为发生了改变，呈现出无序、无限制的恶性增生，其组织学表现形式是大量的低分化的癌细胞无限增殖和无序状地拥挤成团，挤压并侵蚀破坏周围的正常组织，破坏乳房的正常组织结构。乳腺细胞发生突变后便丧失了正常细胞的特性，组织结构紊乱，细胞连接松散，癌细胞很容易脱落游离，可随血液或淋巴液等播散全身，形成早期的远端转移，给乳腺癌的临床治愈增加了很大困难。因此，早期筛查检测乳腺癌具有重大的意义。

（二）流行病学

乳腺癌是女性最常见的恶性肿瘤之一，发病率仍在逐年增加。据资料统计，其发病率占全身各种恶性肿瘤的 7% ~10%。20 岁前本病较少见，20 岁以后发病率迅速上升，45 ~50 岁较高，绝经期前后的妇女发病率继续上升。月经初潮年龄早、绝经年龄晚、不孕及初次足月产等与乳腺癌的发病均有关。

一级亲属中有乳腺癌病史者，其发病危险性是普通人的 2 ~3 倍。乳腺良性疾病与乳腺癌的关系尚有争论，多数认为乳腺小叶有上皮高度增生或不典型增生者，可能与乳腺癌发病有关。

另外，营养过剩、肥胖、高脂肪饮食，可加强或延长雌激素对乳腺上皮细胞的刺激，从而增加发病机会。北美、北欧地区乳腺癌发病率约为亚、非、拉美地区的4倍，而低发地区居民移居至高发地区后，第二、第三代移民的乳腺癌发病率逐渐升高，提示环境因素及生活方式与乳腺癌的发病有一定关系。国内统计，上海、天津、北京乳腺癌的发病率及死亡率均排在全部肿瘤发病率和死亡率的前列。

（三）临床表现

1. 乳腺肿块

乳腺肿块是乳腺癌最常见的症状，约90%的患者是以该症状前来就诊的。随着肿瘤知识的普及和防癌普查的开展，这一比例或许还会增加。若乳腺出现肿块，应对以下几个方面加以了解。

（1）部位

乳腺以乳头为中心，做一十字交叉，可将乳腺分为内上、外上、内下、外下及中央（乳晕部）5个区。而乳腺癌以外上多见，其次是内上，内下、外下较少见。

（2）数目

乳腺癌以单侧乳腺的单发肿块为多见，单侧多发肿块及原发双侧乳腺癌在临床上并不多见。但随着肿瘤防治水平的提高，患者生存期不断延长，一侧乳腺癌术后，对侧乳腺发生第二个原发肿瘤的机会将增多。

（3）大小

早期乳腺癌的肿块一般较小，有时与小叶增生或一些良性病变不易区分。随着肿瘤增大，可引起乳房局部隆起。若累及Cooper韧带，可使其缩短，而致肿瘤表面皮肤凹陷，即所谓“酒窝征”。邻近乳头或乳晕的肿瘤因侵入乳管使其缩短，可把乳头牵向肿瘤一侧，进而可使乳头扁平、回缩、凹陷。

（4）形态和边界

乳腺癌绝大多数呈浸润性生长，肿块质硬，表面不光滑，与周围组织分界不清楚。有的可呈扁平状，表面不光滑，有结节感。但需注意的是，肿块越小，上述症状越不明显，而且少数特殊类型的乳腺癌可因浸润较轻，呈膨胀性生长，表现为光滑、活动、边界清楚，与良性肿瘤不易区别。

（5）活动度

肿块较小时，活动度较大，但这种活动是肿块与其周围组织一起活动，与纤维腺瘤活动度不同。若肿瘤侵犯胸大肌筋膜，则活动度减弱；若肿瘤进一步累及胸大肌，则活动度消失。

让患者双手叉腰挺胸，使胸肌收缩，可见两侧乳腺明显不对称。晚期乳腺癌可侵及胸壁，则完全固定，肿瘤周围淋巴结受侵，淋巴回流障碍，皮肤水肿可呈橘皮状，称为“橘皮征”；肿瘤周围皮下出现结节，称为“卫星结节”。

在乳腺良性肿瘤中，表现为乳腺肿块的也不少见，其中最常见的是乳腺纤维腺瘤。该病以年轻女性多见，40岁以上者发病率低。肿瘤常为实性，质韧，有完整包膜，表面光滑，触摸有滑动感，一般无皮肤粘连，亦不引起乳头回缩。

导管内乳头状瘤，肿块常很小，不易扪及。稍大者可在乳晕周围扪及小结节，临床以乳头溢液为主要症状。

乳腺小叶增生很少形成清晰的肿块，而以局部乳腺组织增厚为主，质地较韧，无包膜感，在月经来潮前常有胀痛，有些仅表现为乳腺局部腺体增厚，并无明显肿块，无清楚边界，大多数被诊断为“乳腺增生”。但仔细检查后可见其增厚区较局限，同时伴有少许皮肤粘连时，应引起高度注意。

2. 乳腺疼痛

乳腺疼痛虽可见于多种乳腺疾病，但并不是乳腺肿瘤的常见症状，不论良性或恶性乳腺肿瘤通常总是无痛的。有研究显示，绝经后女性出现乳腺疼痛并伴有腺体增厚者，乳腺癌检出率将增高。当然，肿瘤伴有炎症时可以有胀痛或压痛，晚期肿瘤若侵及神经，或腋淋巴结肿大压迫，或侵犯臂丛神经时，可有肩部胀痛。

3. 乳头溢液

乳头溢液有生理性和病理性之分。生理性乳头溢液主要见于妊娠和哺乳期女性；病理性乳头溢液是指非生理状态下的乳腺导管泌液，通常所说的即指后者。乳头溢液可因多种乳腺疾病而引起，也较易为患者注意，是临床上约10%的患者前来就诊的主要原因之一。在各种乳腺疾病的症状中，其发生率仅次于乳腺肿块和乳腺疼痛。

乳头溢液按其物理性状可分为：血性、血清样、浆液性、水样、脓性、乳汁样等。其中浆液性、水样和乳汁样溢液较为常见，血性溢液只占乳头溢液病例的10%。病变位于大导管时，溢液多呈血性；位于较小导管时，可为淡血性或浆液性；如血液在导管内停留过久，可呈暗褐色；导管内有炎症合并感染时，可混有脓汁、液化坏死组织，可呈水样、乳汁样或棕色液；乳腺导管扩张症时，液体常为浆液性。

血性溢液大多由良性病变引起，有少数乳腺癌亦可呈血性。生理性乳头溢液多为双侧性，其溢液常呈乳汁样或水样。

4. 乳头改变

乳头扁平、回缩、凹陷，直至完全缩入乳晕下，看不见乳头。有时整个乳房抬高，两侧乳头不在同一水平面上。乳腺癌患者若有乳头异常改变，通常表现为乳头糜烂或乳头回缩。

（1）乳头糜烂

有乳腺 Page's 病的典型表现，常伴瘙痒，约2/3的患者可伴有乳晕或乳房其他部位的肿块。起始只有乳头脱屑或乳头小裂隙，乳头脱屑常伴有少量分泌物并结痂，揭去痂皮可见鲜红糜烂面，经久不愈。当整个乳头受累后，可进一步侵及周围组织，随着病变的进展，乳头可整个消失。

（2）乳头回缩

当肿瘤侵及乳头或乳晕下区时，乳腺的纤维组织和导管系统可因此而缩短，牵拉乳头，使其凹陷，偏向，甚至完全缩入乳晕后方。此时，患侧乳头常较健侧高。可能出现在早期乳腺癌，但有时也是晚期体征，主要取决于肿瘤的生长部位。当肿瘤在乳头下或附近时，早期即可出现；若肿瘤位于乳腺深部组织中，距乳头较远时，出现这一体征通常已是晚期。当然，乳头回缩、凹陷并非均是恶性病变，部分可因先天发育不良造成或慢性炎症引起，此时，乳头可用手指牵出，非固定。

5. 皮肤改变

乳腺肿瘤引起皮肤的改变，与肿瘤的部位、深浅和侵犯程度有关，通常有以下几种表现：

（1）皮肤粘连

乳腺位于皮下浅筋膜的浅层与深层之间，浅筋膜的浅层与皮肤相连，深层附于胸大肌浅面。浅筋膜在乳腺组织内形成小叶间隔，即乳房悬韧带。当肿瘤侵及这些韧带时，可使之收缩，变短，牵拉皮肤而形成凹陷，状如酒窝，故称“酒窝征”。当肿瘤较小时，可引起极轻微的皮肤粘连，不易察觉。此时，需在较好的采光条件下，轻托患乳，使其表面张力增大，在移动乳房时多可见肿瘤表面皮肤有轻微牵拉、凹陷等现象。如有此症状者应警惕乳腺癌，因为良性肿瘤很少有此症状。

（2）皮肤浅表静脉曲张

肿瘤体积较大或生长较快时，可使其表面皮肤变得菲薄，其下浅表血管、静脉常可曲张。在液晶热成像和红外线扫描时更为清晰，常见于乳腺巨纤维腺瘤和分叶状囊肉瘤。在急性炎症期、妊娠期、哺乳期的肿瘤也常有浅表静脉曲张。

（3）皮肤发红

急、慢性乳腺炎时，乳腺皮肤可有红肿。但在乳腺癌中，红肿主要见于炎性乳腺癌。由于其皮下淋巴管全为癌栓所占，可引起癌性淋巴管炎，此时皮肤颜色淡红到深红，开始比较局限，不久扩展至大部分乳房皮肤，同时伴皮肤水肿、增厚，皮肤温度升高等。

（4）皮肤水肿

由于乳腺皮下淋巴管被肿瘤细胞阻塞或乳腺中央区被肿瘤细胞浸润，使乳腺淋巴管回流受阻，淋巴管内淋巴液积聚，皮肤变厚，毛囊口扩大、深陷而显示“橘皮样改变”（即“橘皮征”）。对于肥胖者，下垂的乳房常见其外下方有轻度皮肤水肿，如双侧对称，乃因局部循环障碍所致；如为单侧，则要慎重，提示肿瘤可能。

6. 腋窝淋巴结肿大

乳腺癌逐步发展，可侵及淋巴管，向其局部淋巴引流区转移。其中，最常见的淋巴转移部位是同侧腋窝淋巴结。淋巴结常由小逐步增大，淋巴结数目由少逐步增多。起初，肿大的淋巴结可以推动，最后相互融合，固定。肿大的淋巴结如果侵犯、压迫腋静脉，常可使同侧上肢水肿；如侵及臂丛神经时，可引起肩部酸痛。

如果乳房内未扪及肿块，而以腋窝淋巴结肿大为第一症状前来就诊的患者比较少，当腋窝淋巴结肿大，病理证实是转移癌时，除仔细检查其淋巴引流区外，尚需排除肺和消化道的肿瘤。若病理提示是转移性腺癌，要注意“隐匿性乳腺癌”的可能。此时，多数未能发现乳房病灶，红外筛查有助于诊断。淋巴结行激素受体测定，若为阳性，即使各项检查都未能发现乳房内病灶，仍然要考虑乳腺来源的肿瘤。

乳腺癌可向同侧腋窝淋巴结转移，还可通过前胸壁和内乳淋巴网的相互交通，向对侧腋窝淋巴结转移，发生率约为5%。此外，晚期乳腺癌尚可有同侧锁骨上淋巴结转移，甚至对侧锁骨上淋巴结转移。

7. 乳晕异常

炎性乳腺癌时，局部皮肤呈炎症样表现，颜色由淡红到深红，开始时比较局限，不久即扩大到大部分乳腺皮肤，同时伴有皮肤水肿，皮肤增厚、粗糙、表面温度升高。

（四）典型红外热成像特征

在乳腺癌早期，癌变尚未形成明显的肿块时，其局部组织即会产生相应的变化，如局部血管增生、扩张、迂曲，局部组织代谢旺盛，其温度即可升高。乳腺癌中晚期形成明显肿块时，其局部组织呈现明显高温区，红外热成像上表现为热偏离（图4－38、图4－39），部分伴有腋下淋巴热偏离区。

本病在中医学属“胁痛”“癥瘕积聚”范畴，临床当结合患者的一般情况、病史、症状、体征、体质等综合辨证，以更有针对性地进行干预调理。

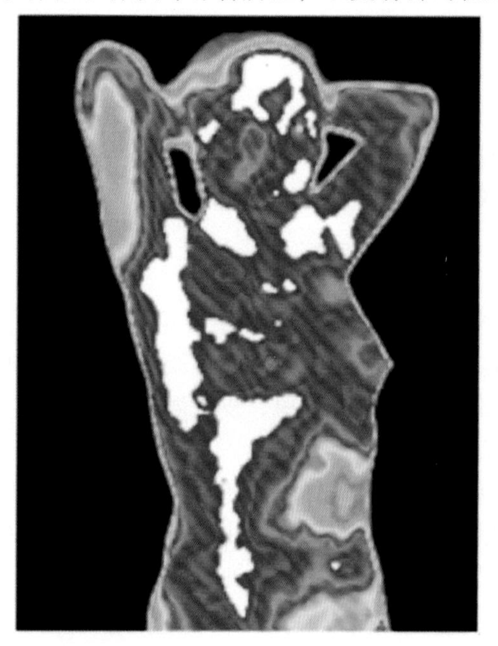

图4－38　乳腺癌中晚期典型红外热成像（一）

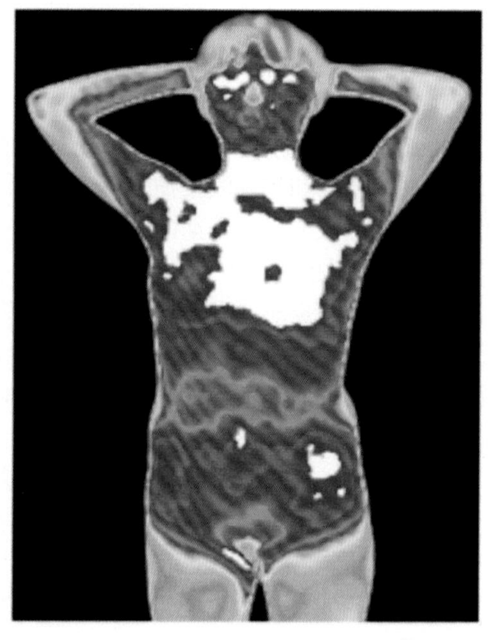

图4－39　乳腺癌中晚期典型红外热成像（二）

四、椎间盘突出症

椎间盘突出症是临床上较为常见的脊柱疾病之一。主要是因为椎间盘各组成部分（髓核、纤维环、软骨板），尤其是髓核，发生不同程度的退行性病变后，在外界因素的作用下，椎间盘的纤维环破裂，髓核组织从破裂之处突出（或脱出）于后（侧）方或椎管内，从而导致相邻的组织，如脊神经根和脊髓等受到刺激或压迫，使颈、肩、腰、腿产生痛、麻木等一系列临床症状。

（一）颈椎间盘突出症

1. 定义

颈椎间盘突出症是临床上较为常见的脊柱疾病之一，发病仅次于腰椎间盘突出症。是由于颈椎韧带松弛、椎体失稳、颈部软组织劳损等因素，导致颈椎间盘变性、压缩、纤维环断裂或髓核脱出，刺激或压迫颈椎动脉、颈交感神经、脊神经、脊髓等，引起头痛、眩晕、心悸、胸闷、颈部酸胀、活动受限、肩背部疼痛、上肢麻木胀痛、步态失稳、四肢无力等症状和体征，严重时可发生高位截瘫，危及生命。

颈椎间盘突出症多由颈部创伤、退行性变等因素导致。致伤原因主要是加速暴力使头部快速运动而导致颈部扭伤，多见于交通事故或体育运动，可由前方、后方、侧方撞击致伤，而以车尾撞击引起的颈部过伸加速损伤所致的椎间盘损伤最为严重。一般认为急性颈椎间盘突出症是在椎间盘发生一定程度退行性变的基础上，受到一定外力作用发生的，但亦可见于原无明显退变的椎间盘。

颈椎间盘前部较高较厚，正常髓核位置偏后，且纤维环后方薄弱，故髓核容易向后方突出或脱出，而椎间盘的后方有脊髓、神经根等重要结构，因此突出的髓核容易刺激或压迫脊髓或神经根，产生临床症状。

根据颈椎间盘向椎管内突出的位置不同，可分为以下 3 种类型：

（1）侧方突出型

突出部位在后纵韧带的外侧，钩椎关节的内侧，该处是颈脊神经经过的地方，因此突出的椎间盘可压迫脊神经根而产生根性症状。

（2）旁中央突出型

突出部位偏向一侧，在脊髓与脊神经之间，因此可以同时压迫二者而产生单侧脊髓及神经根症状。

（3）中央突出型

突出部位在椎管中央，因此可以压迫脊髓双侧腹面而产生脊髓双侧的症状。

2. 流行病学

颈椎间盘突出症临床多见于 20～40 岁的青壮年，约占患者人数的 80%。高发职业：长期保持固定姿势的人群，如办公室职员、电脑操作员、会计、打字员、教师、司机、银行职员、手术室护士、交通警察、刺绣女工、长期观看显微镜者、油漆工、电工、刻字工、汽车或机械修理工等。男性明显多于女性，农村多于城市。女性多发于孕产后，往往是突然发生的颈部疼痛异常剧烈，活动有障碍。长期工作或居住在潮湿及寒冷环境中的人较易发生。

3. 临床表现

94% 的患者发生在颈 5～6 椎体及颈 6～7 椎体处。有外伤史者起病较急，常有颈后疼痛，卧床休息后症状缓解，活动后症状加重。这种症状随椎间盘移动而起伏改变，是颈椎间盘突出症的一种特征表现。由于椎间盘突出的部位不同，压迫的组织不同，临床表现也不一致，临床上可分为侧方突出型、旁中央突出型和中央突出型三种类型：

（1）侧方突出型

由于颈脊神经根受到刺激或压迫，表现为单侧的根性症状。轻者出现颈脊神经支配区（即患侧上肢）的麻木感，重者可出现受累神经节段支配区的剧烈疼痛，如刀割样或烧灼样，同时伴有针刺样或过电样窜麻感，疼痛症状可因咳嗽而加重。此外，尚有痛性斜颈、肌肉痉挛及颈部活动受限等表现，尚可出现上肢发沉、无力、握力减退、持物坠落等现象。

体格检查可发现，被动活动颈部或从头部向下做纵轴方向加压时，均可引起疼痛加重；受累神经节段有运动、感觉及反射的改变；神经支配区域有相应肌力减退和肌肉萎缩等表现。

（2）旁中央突出型

有单侧神经根及单侧脊髓受压的症状。除有侧方突出型的表现外，尚可出现不同程度的单侧脊髓受压的症状，表现为病变水平以下同侧肢体肌张力增加、肌力减弱、腱反射亢进、浅反射减弱，并出现病理反射，可出现触觉及深感觉障碍；对侧则以感觉障碍为主，即有温度觉及痛觉障碍，而感觉障碍的分布多与病变水平不相符合，病变对侧下肢的运动功能良好。

（3）中央突出型

此型无颈脊神经受累的症状，表现为双侧脊髓受压。早期症状以感觉障碍为主，或以运动障碍为主；晚期则表现为不同程度的上运动神经元或神经束损害的不全痉挛性瘫痪，如步态笨拙，活动不灵，走路不稳，常有胸、腰部束带感，严重者可卧床不起，甚至呼吸困难，大小便失禁。

检查可见四肢肌张力增加，肌力减弱，腱反射亢进，浅反射减退或消失，病理反射为阳性，髌阵挛及踝阵挛阳性。

4. 典型红外热成像特征

颈椎间盘突出症患者的红外热成像可表现为颈椎病变部位区域性热偏离。当病变时间较长时，可以出现区域性凉偏离（图 4 －40、图 4 －41）。疼痛较严重者，可出现双上肢热源不对称。

本病在中医学属“痹证”范畴，临床当结合患者的一般情况、病史、症状、体征、体质等综合辨证调理。

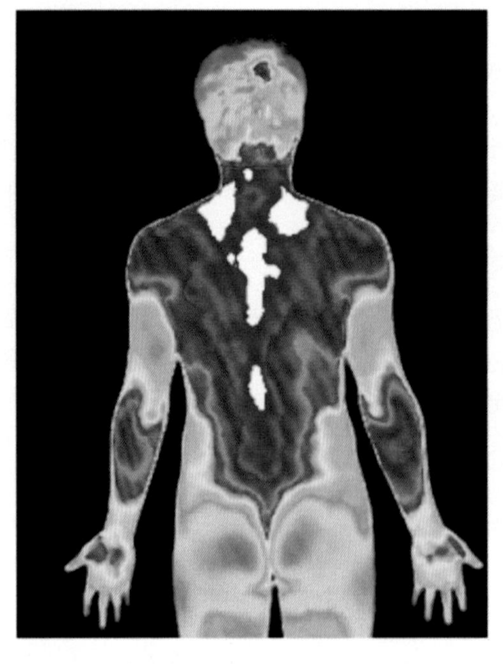

图 4 －40　颈椎间盘突出症患者典型红外热成像（一）

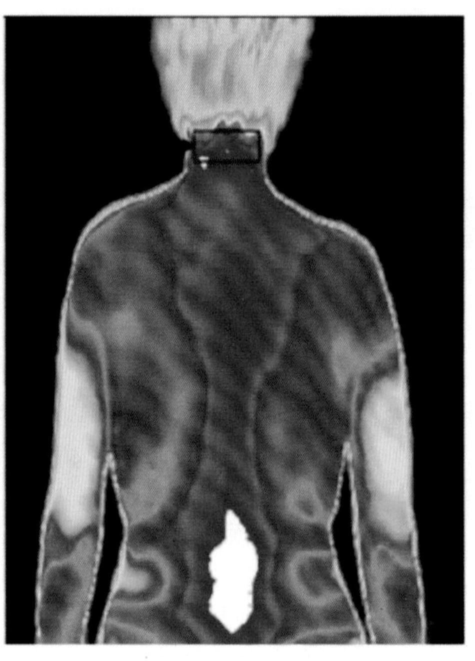

图 4 －41　颈椎间盘突出症患者典型红外热成像（二）

（二）腰椎间盘突出症

1. 定义

腰椎间盘突出症是由于腰椎间盘变性，纤维环破裂，髓核突出刺激或压迫神经根、马尾神经所表现出来的一系列临床症状和体征，俗称“腰突症”。是临床的常见病和引起腰腿痛最主要的原因，常给患者的生活和工作带来诸多痛苦，甚至造成残疾，丧失劳动能力。腰椎间盘突出症是腰腿痛的主要原因，为骨科临床最为多见的疾患之一，占骨科门诊下腰痛患者的10%～15%，占因腰腿痛住院病例的25%～40%。

2. 流行病学

腰椎间盘突出症是骨科常见病之一，约1/5的腰腿痛患者是腰椎间盘突出造成。从国内外流行病分析来看，其发病率的人口比率和绝对数值均呈上升趋势。发病年龄从几岁到几十岁都有，据报道，尚有年仅9岁的腰椎间盘突出症患者。该病的发病率上升，与我们生活的环境、生活和工作的习惯改变有关，长期不良的用腰习惯是主因。

腰椎间盘突出症若突出的髓核止于后纵韧带前方，称为“突出”；而穿过后纵韧带进入椎管内的，称为“脱出”。根据髓核向后突出部位分为3种类型：

（1）后外侧方突出型

纤维环的后方最弱的部位在椎间盘中线两侧，此处本身薄弱，同时缺乏后纵韧带的强力中部纤维的支持，因此该处是腰椎间盘突出最常见的部位。临床上最为多见，约占80%。

（2）中央突出型

指髓核通过纤维环后部中央突出，达到后纵韧带下。除引起坐骨神经症状外，还可刺激或压迫马尾神经，表现为会阴部麻痹及大小便障碍。

（3）椎间孔内突出型和极外侧型

指髓核向后经后方的纤维环及后纵韧带突入椎管，进入椎间孔内，容易漏诊，但所幸其发生率低，仅占1%左右。

3. 临床表现

（1）腰部疼痛

腰痛是大多数腰椎间盘突出症患者最先出现的症状，发生率约为91%。少数患者只有腿痛而无腰痛，所以说并不是每一个患者都一定会发生腰痛。还有一些患者先出现腰痛，一段时间后又出现腿痛，同时腰痛自行减轻或消失，来就诊时仅主诉腿痛。疼痛多为刺痛，常伴有麻木、酸胀的感觉。

（2）下肢放射痛

腰腿痛在外伤、劳累和受寒后容易发作，每次时间为2～3周，可以逐渐缓解。在发作时如卧床休息，疼痛往往可以减轻。从事重体力劳动，尤其是反复弯腰活动者，发生腰腿痛的概率高。还有缺乏锻炼的人，腰背部肌力差，即使偶尔弯腰抬重物或腰部扭伤，也易诱发腰腿痛。任何使腹压增加的因素，如咳嗽、用力排便、大笑、喷嚏、抬举重物、慢性咳嗽等，都容易诱发腰腿痛，或使已发生的腰腿痛加重。

（3）腰部活动受限

腰椎间盘突出症患者其腰椎的前屈后伸活动与椎间盘突出的程度密切相关。如纤维环未完全破裂，腰椎取前屈位置，后伸受限。原因在于腰椎前屈时，椎板间的黄韧带紧张，增加了椎管容积和椎间隙后方空间，相应的后纵韧带紧张度增加，使突出的髓核部分还纳，从而减轻了神经根压迫的症状。

（4）脊柱侧凸

这是腰椎间盘突出症患者为减轻疼痛所采取的姿势性代偿畸形。表现为腰椎在向左侧或右侧弯曲时，在背部触摸正中位置的棘突可以发现棘突偏歪，但这并不是腰椎间盘突出症的特有体征，约50%的正常人也有脊柱棘突偏歪。

（5）跛行

腰椎间盘突出症发生的跛行多为间歇性，即行走一段距离的路程后出现下肢疼痛、无力，弯腰或蹲下休息后症状可缓解，仍能继续行走。随着时间的推移，症状逐渐加重，出现上述症状之前的站立时间或行走距离逐渐缩短，其行走距离越短，提示病情越重。

（6）感觉麻木

腰椎间盘突出症的患者中，有一部分不会出现下肢的疼痛，而仅出现肢体的麻木感，这多数是因为椎间盘组织压迫神经的本体感觉和触觉纤维引起的。大腿外侧是常见的麻木区域，当穿衣裤接触时可以有烧灼感，长时间站立可加重麻木感。大腿外侧感觉障碍的原因多为纤维环膨出或关节退变所造成，而并非由于腰椎间盘突出所致。

4. 典型红外热成像特征

腰椎间盘突出症患者的红外热成像可表现为腰椎病变部位区域性热偏离。当病变时间较长时，可以出现区域性凉偏离（图4－42、图4－43）。下肢疼痛者，可出现双下肢热源不对称。

本病在中医学属“痹证”范畴，临床当结合患者的一般情况、病史、症状、体征、体质等综合辨证调理。

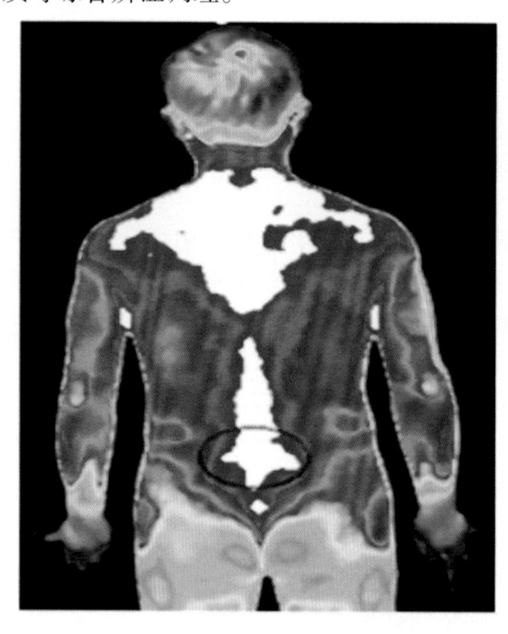

图4－42　腰椎间盘突出症患者典型红外热成像（一）

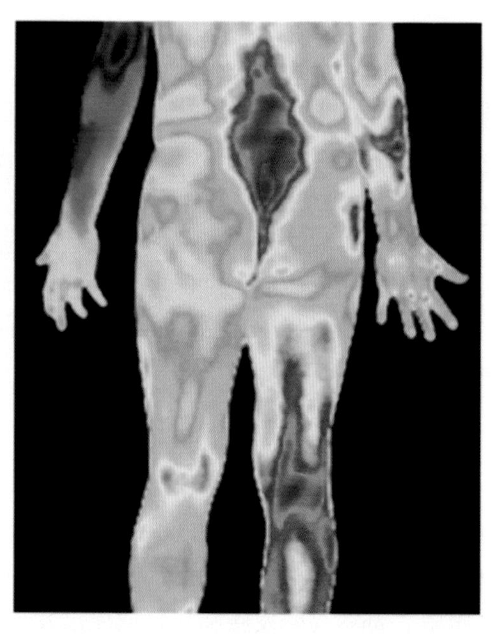

图4－43　腰椎间盘突出症患者典型红外热成像（二）

此外，红外热成像技术除能对上述几种疾病进行早期筛查预警外，对糖尿病早期，高脂血症，关节炎，痛风，各种肿瘤早期，血管性病变，手术前、中、后的监测等测评中亦有着良好的作用。

第六节　红外热成像技术和干预调理技术的结合应用

红外热成像技术和干预调理技术的结合应用是指通过红外测评，在中、西医的整体辨识下，对受检者的健康状况做出整体的评估，全面了解其亚健康型态、中医证候及体质类型等，而后通过相应的调理干预技术（如扶阳调理、经络调理、体质调理、芳香调理、音乐调理、药膳调理、药浴调理、整脊调理、推拿调理、物理疗法等）来疏通经络，调和气血，平衡阴阳，调整脏腑功能，以改善人体的亚健康状态。且红外热成像技术还可以动态地监测其干预调理效果，指导调理方案的进一步完善。

一、几种常用的干预调理技术及其应用

（一）扶阳调理

扶阳调理是通过扶阳罐等器械的温灸、温刮、红外线、热疗等功能，达到宣通、温助、鼓舞、激发人体阳气的功能，以改善人体亚健康状态的一种调理方法。

《素问·生气通天论》曰："阳气者，若天与日，失其所则折寿而不彰，故天运当以日光明。"中医强调"天人合一"，认为人体阳气的重要性就好比大自然不能没有太阳一样，自然界的正常运转主要靠太阳的推动，人体生命活动的运行主要靠阳气的推动。故张景岳云："天之大宝，只此一丸红日；人之大宝，只此一息真阳。"

阳气是生命的原动力，阳气强则精力旺盛，阳气强则充满活力，阳气强则免疫力强。阳气能潜藏，可令人有神采，精神足；阳气推动有力则令人有活力，运动自如。《素问·生气通天论》曰："凡阴阳之要，阳密乃固。"此外，与阳气相对应的阴精、血液、津液部分也很重要，但人体想要保持阴阳平衡而不生病，阳气的充足最为重要，阳气旺盛才能促进阴精的化生。

阳气不足比较典型的表现是倦怠、怕寒、手脚冷、舌胖有齿痕、脉搏乏力而不容易摸到等。心阳不足者可见手足不温、唇舌青紫，甚者胸闷、胸痛等；脾阳不足者则见食欲不振、消化不良、湿浊不化而肥胖等；肺气不足者则见气短乏力、夜间咳嗽等；肾阳不足者则见性欲不强、性功能低下、宫寒不孕等；肝阳不足者则见易疲劳、胆小易惊等。

而阳气有自然衰退的必然过程，女子开始来月经、男子开始精满而溢的时候，阳气到达极限，然后开始逐渐衰退。到了更年期，阳气衰退就很明显了，正如《素问·上古天真论》曰："（女子）六七，三阳脉衰于上，面皆焦，发始白……（男子）六八，阳气衰竭于上，面焦，发鬓颁白。"

补阳、护阳、通阳，利用食补、药补均可达到。还应注意日常行为，不伤阳、耗阳、碍阳。另外，还可通过扶阳罐调理以温阳散寒、通经助阳。扶阳罐利用远红外线局部照射，能穿透人体皮肤组织，产生谐振，使能量被生物细胞吸收，引起组织的温热效应，能

活化细胞组织，激发脏器功能。利用扶阳罐温热的罐体进行循经走穴和刮拭，可达到温灸和刮痧的双重功效，有补护人体阳气的功能。

主要适用于风寒痹痛、肌肉劳损、感冒发痧、容颜早衰、腹冷腹痛、卵巢保养、强肾健骨等。

（二）经络调理

经络调理是根据人体证候、体质差异、红外测评结果，针对发病的相关经络，给予不同的手法或同时使用精油等，以改善人体亚健康状态的一种调理方法。

《灵枢·海论》曰："夫十二经脉者，内属于脏腑，外络于肢节。"指出了经络能沟通表里，联络上下，将人体各部的组织器官联结成一个有机的整体。《灵枢·本脏》曰："经脉者，所以行血气而营阴阳，濡筋骨，利关节者也。"由于经络能输布营养到周身，因而保证了全身各器官正常的功能活动。经络运行气血可保证全身各组织器官的营养供给，为各组织器官的功能活动提供必要的物质基础。经络能行气血而营阴阳，使卫气密布于体表，加强皮部的卫外作用，故六淫之邪不易侵。因而经络在人体治病、防病中起着重要的作用。

根据症状的不同及红外检测结果，按经络归属可进行有针对性的调理，经络调理技术主要有全身经络调理技术及局部经络调理技术，可达到养气、养血、养经络的目的。

主要适用于头痛、头昏、疲劳、乏力、失眠、健忘、眼睛干涩、便秘、腰痛、腰酸、月经失调、产后养护、黄褐斑、内分泌失调、乳腺增生等。

（三）体质调理

体质调理是根据个体的体质特征，通过合理的精神调摄、饮食调养、起居调护、形体锻炼等措施，达到改善体质状态、防治亚健康的目的，从而发挥中医药干预亚健康的独特优势。

中医判定体质的依据主要是形体特点、阴阳气血的偏盛、情绪、性格及行为特征等方面，一般将人体的体质分为九种类型，可通过相应的方法进行调理。

（四）芳香调理

芳香调理是在中医理论的指导下，主要应用精油来改善人体亚健康状态的一种调理方法。可分为芳香肾部保养、芳香卵巢保养、芳香子宫保养、芳香温脐养元、五行经络导引等。

主要适用于气管炎、哮喘、胃炎、胃溃疡、肾炎、膀胱炎、痛风、关节炎、头痛、头昏、疲劳、乏力、生殖性疾病等。

（五）音乐调理

音乐调理是运用中医阴阳五行、脏腑经络学说及现代音乐理论，采用五音（五声）调试音乐，以歌、颂、演奏、聆听、导引和情志相胜等方式调理人体的气血阴阳、脏腑经络，达到舒展情志、平衡阴阳作用的调理方法。

音乐能影响情绪，是调节精神心理状态的最佳手段之一，并能有效地促进疾病康复，提高生活质量。目前，针对亚健康调理已有系列保健音乐，如失眠调理音乐、慢性疲劳调理音乐、健康背景音乐等，并已经开发出配套的系统调理模式，为亚健康调理提供了一项有力的调理手段。

（六）药膳调理

药膳源于我国传统的饮食文化和中医食疗文化，是在中医学、烹饪学和营养学理论指导下，严格按照药膳配方，将中药与某些具有药用价值的食物，按其寒、热、温、凉、归经等属性相配伍，采用我国独特的饮食烹调技术和现代科学方法制作而成的具有一定色、香、味、形特色的美味食品。其“寓医于食”，既将药物作为食物，又将食物赋以药用，药借食力，食助药威，二者相辅相成，相得益彰，既具有较高的营养价值，又有防病治病、保健强身、延年益寿的作用。

（七）药浴调理

药浴法在中医学中属外治法之一，即用药液或含有药液的水洗浴全身或局部的一种方法。其形式多种多样，洗浴全身称“药水澡”；局部洗浴又可分为烫洗、熏洗、坐浴、足浴等。药浴用药与内服药一样，亦须遵循处方原则，辨病辨证，谨慎选药；还应根据各自的体质、时令、地域等因素综合考虑，选用不同的方药。

药浴是通过药物经吸收后作用于全身肌表、局部、患处，并循经络血脉内达脏腑，由表及里，以此产生效应。药浴可起到疏通经络、活血化瘀、祛风散寒、清热解毒、消肿止痛、调整阴阳、协调脏腑、通行气血、濡养全身等养生功效。现代药理研究也证实，药浴后能提高血液中某些免疫球蛋白的含量，增加肌肤的弹性和活力。

目前常见的药浴主要分为三类，包括全身浴、坐浴、足浴。其使用方法也非常简单，只需要把溶解好的药水倒入调好水温和水量的浴盆或浴桶中，然后把调理部位泡在水里即可。

（1）全身浴

对于无禁忌证者可选择全身浴。对各种亚健康状况，尤其是疲劳综合征人群效果显著。

（2）坐浴

妇科疾病多用，对盆腔炎、痛经、月经失调、产后调理等效果显著。

（3）足浴

适用于所有人群，可舒筋活络，促进睡眠，缓解精神压力，缓解足部及小腿肌肉关节酸痛，且简单方便。

（八）整脊调理

整脊调理又称“脊柱（定点）旋转复位法”，是以分筋弹拨、按压疏理等整复手法作用于脊椎背膂，以促进督脉气血和畅，使病椎恢复正常，从而治疗脊椎相关疾病的一种方法。

该方法很早就为医家所应用。清代《医宗金鉴·正骨心法要旨》曰：“脊梁骨……先受风寒，后被跌打损伤者，瘀聚凝结。若脊筋陇起，骨缝必错，则成伛偻之形。当先揉筋，令其和软；再按其骨，徐徐合缝，背膂始直。”近代以来，本方法的适用范围不断发展扩大，不仅对颈椎、腰椎棘突偏歪等骨伤科疾病有较好疗效，而且还可广泛应用于由脊椎病变引起的某些疾病。

值得注意的是，对于年老体弱者，妇女妊娠、月经期，伴有急性感染性疾病，或严重心、肺、肝、肾等器质性疾病，或肿瘤及骨结核等患者，即使术者手法极其娴熟，也须慎用本方法。

（九）推拿调理

推拿调理是指用推、拿、提、捏、揉等手法作用于人体经络、穴位进行调理的方法。推拿作为一种非药物的自然疗法、物理疗法，具有疏通经络、运行气血、祛邪扶正、调和阴阳的功效。

（十）其他

除以上讲述的方法外，还有许多的自然疗法、物理疗法等值得我们结合应用，如：敷贴、水疗、热疗、磁疗等，具有调理脏腑、改善症状、预防疾病的功效。

二、应用案例

在实践应用中，红外热成像检测可以辅助我们更清晰地发现人体脏腑、经络、体质等问题，更好地进行定位、定性、定量诊断；有利于早期发现重大疾病，指导早期干预调理。

（一）案例一

2011年2月1日。张某，男，52岁。

腰部酸痛2年余。既往无高血压、糖尿病、甲亢等病史；腰痛时发，以久坐、劳累时为明显；偶有早泄，平素怕冷，易感冒，小便清长。

1. 红外检测

腰椎间盘突出症（腰椎异常热偏离，肾区、四肢凉偏离，见图4－44）。

2. 中医诊断

证型：肾阳不足。

体质：阳虚质。

亚健康型态：性－生殖型态亚健康。

3. 干预调理方案

（1）注意饮食、情志调节，调整生活方式，适当运动。

（2）推拿整脊（阿是穴、腰眼、肾俞、委中等）调理加扶阳调理3个疗程。

（3）体质调理3个疗程。

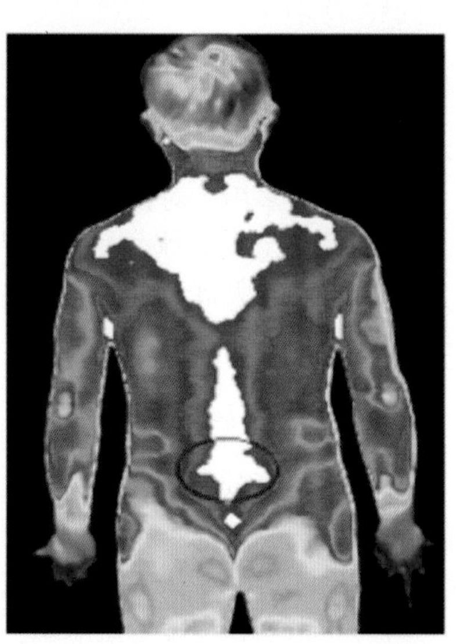

图4－44

4. 干预调理结果

2011 年 3 月 16 日复诊：患者自述腰痛、早泄明显好转，小便较前改善。巩固 2 个疗程，并配合药膳调理。

2011 年 5 月 20 日复诊：症状已基本消失。

（二）案例二

2011 年 3 月 18 日。李某，男，23 岁。

间断咽痛 2 年余，再发加重 2 天。既往无高血压、糖尿病、甲亢、冠心病等病史；时发感冒，偶有腹胀、腹痛，未诉其他不适。

1. 红外检测

急性扁桃体炎（颈部团状热偏离，双颌下淋巴结热偏离，见图 4－45）。

2. 中医诊断

证型：外感发热。

体质：气虚质。

亚健康型态：营养－代谢型态亚健康。

3. 干预调理方案

（1）注意饮食、情志调节，调整生活方式。

（2）针灸推拿（少商、合谷、关冲等）调理 3 个疗程。

（3）局部疼痛缓解后，扶阳调理加体质调理 3 个疗程。

4. 干预调理结果

2011 年 4 月 20 日复诊：患者自述咽痛明显好转，腹胀较前改善。巩固 2 个疗程，并配合药膳调理。

2011 年 6 月 20 日复诊：症状已基本消失。

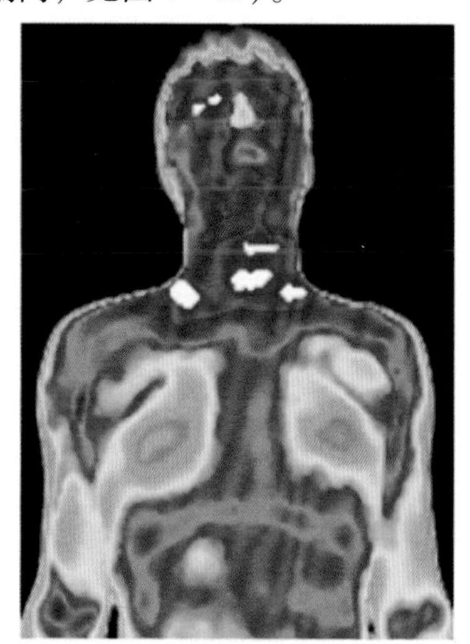

图 4－45

（三）案例三

2012 年 2 月 18 日。王某，男，48 岁。

间断性下肢发麻、发凉 2 年余。既往有糖尿病史 20 年，否认高血压、甲亢、冠心病等病史；听力、视力稍有下降。

1. 红外检测

糖尿病足伴脉管炎（足部异常热偏离，左右热源不对称，见图 4－46）。

2. 中医诊断

证型：气阴两虚。

体质：阴虚质。

亚健康型态：感知型态亚健康。

3. 干预调理方案

（1）注意运动，调节饮食（少食多餐）、情志，调整生活方式，加强健康教育。

（2）按时服用降糖药物。

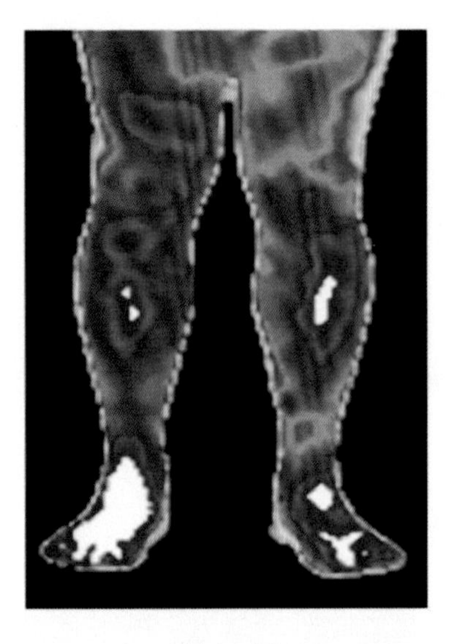

图 4-46

（3）针灸推拿（肺俞、肾俞、脾俞、太溪等）调理3个疗程。

（4）药膳调理加体质调理3个疗程。

4. 干预调理结果

2011年3月21日复诊：患者自述足部发麻明显好转，视力较前改善。巩固2个疗程，并配合音乐调理。

2011年5月18日复诊：症状已基本消失。

三、红外热成像测评指导效果评价

红外热成像可以将人体的功能状态以温度的形式客观化、数字化地表现在我们面前，并在效果评价方面具有重要的意义。

（一）案例一

患者有胆囊炎病史，平素右胁肋部疼痛、耳鸣、口苦等症状较为明显。目前中医临床诊断为：肝胆湿热，肝胆经不通。

干预前，患者有明显的肝胆湿热、经络不通的表现，以疏肝养肝为原则调理1个疗程后，可见肝胆区、肝胆经热偏离明显下降，患者胁肋部疼痛、耳鸣、口苦等症明显改善（图4-47）。

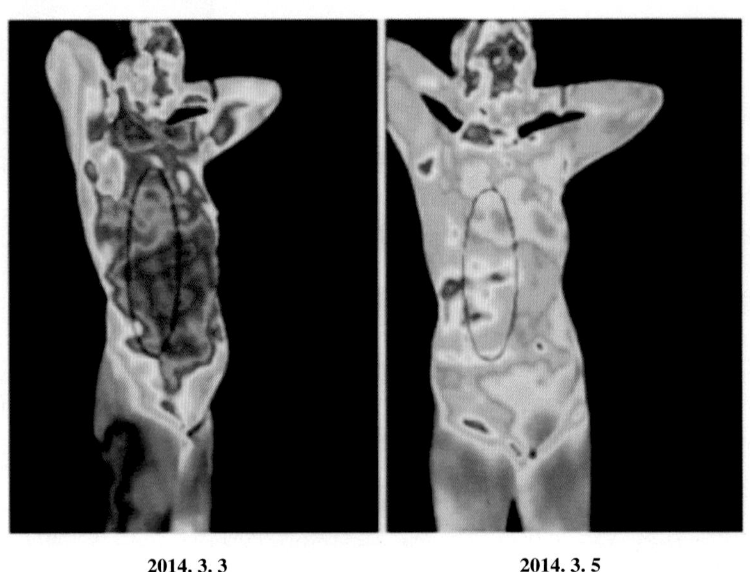

2014.3.3　　2014.3.5

图 4-47

（二）案例二

患者有胃溃疡病史，平素常有胃痛、烧心（胃灼热）等不适。目前中医临床诊断为：胃肠湿热，上热下寒，三焦热秩序紊乱。

干预前，患者上焦及中焦热偏离，有胃痛、烧心等症；下焦凉偏离。以清热祛湿法为原则干预调理1个疗程后，患者三焦热源基本趋于正常，症状明显改善（图4－48）。

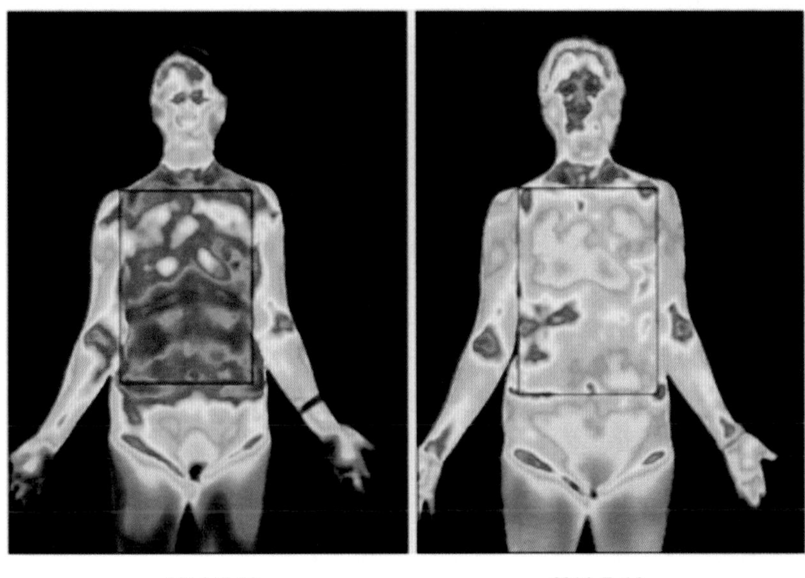

2014.7.12　　2014.7.14

图4－48

（三）案例三

干预前，患者右侧肢体时有麻木不适，偶有头晕、头痛等症。从左侧热成像可见患者右上肢明显热偏离，为典型的中风早期；右侧热成像为干预调理1个疗程后所拍摄，可见热源左右基本对称，患者症状亦明显缓减，气血循环运行通畅（图4－49）。

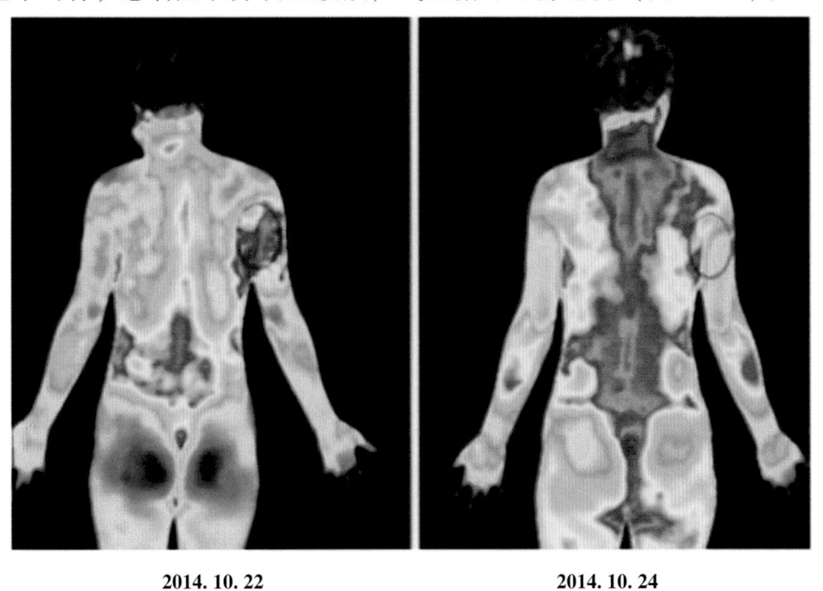

2014.10.22　　2014.10.24

图4－49

第七节　红外热成像技术助力特色专科建设

近年来，国家明确指出要大力发展服务业，到2020年，健康服务业总规模要达到8万亿元以上。而健康服务业除了包含医疗机构的卫生服务外，还包括养生保健、健康养老、健康咨询、体质测定、保健用品等健康服务。中国2012年健康产业总值统计数据是5870亿美元，医疗服务已经包含在里面，这个数据与8万亿的总体规模相差甚远，要想达到8万亿的规模，不可能不断增加医疗费用，而是要增加养生保健、健康养老等的服务规模。可以看到，大家对健康服务的追求远远大于对医疗服务的需求。

医疗机构如何在新形势下适应大健康产业发展的需求，分享大健康这一“金矿”，就必须“两翼齐飞”，一方面守住医疗机构自身在卫生服务方面的“革命根据地”；另一方面必须向养生保健服务领域进军，不断“开疆拓土”。因此，面对大健康产业时代，医疗机构需要去探索一种新的服务模式，既要在医疗机构保持优势，又要在养生保健服务领域体现特色。但就目前的医疗机构来说，后者恰恰是其短板。

近年来，由中和亚健康服务中心、中华中医药学会亚健康分会共同提出的“医疗4S专科”建设百名工程：即“整体调养方案（Sale）、亚健康状态调理（Sub－health）、标准调理路径（Standard）、客户健康管理（Survey）”。其与大健康产业的内涵不谋而合，将其与现有医疗机构的服务模式整合，建设具有集预防、调理、治疗、康复功能于一体的“医疗4S专科”，必将是未来发展的主流方向，是大健康产业推出的全新专科建设与运营模式。

目前，通过全国知名红外专家的临床实践和科研发现，红外热成像技术在各科室疾病早期诊疗、大病早期预警、辅助功能性疾病辨证、辅助中医辨证、效果评价等方面具有明显的优势。尤其是在疼痛科、妇科、乳腺病专科、脑血管病科、心血管病科、脾胃病科、儿科、骨科、中医治未病中心等科室得到了良好的应用，是促进“医疗4S专科”建设的有效测评技术。通过借助这种功能性早期检测手段，可以帮我们拓展专科服务项目和更好地开展治未病，早诊断，早干预，真正实现从预防、调理、治疗、康复的全程干预，打造专科特色。这样既能提升科室实力，又能提高科室效益，还能实现医疗重心的下移，由重治疗逐渐转移到防治结合，以防为主，更好地管理人类健康。

通过专科的建设，技术的提升，团队的打造，还可以支撑区域中医养生保健机构，为其提供专业咨询、技能培训、专业测评、效果评价、医疗技术支持等，从而形成一个基于特色专科的区域养生保健服务体系。

第八节　红外热成像远程测评

目前，红外技术应用日益广泛，但是高级红外测评师却非常少。因此，中和亚健康服务中心基于国家中医药行业重大专项课题，联合全国各中医药科研院校、临床医疗机构、五星级亚健康专业调理机构，共同组建了全国亚健康红外测评协作网。该网是目前全国唯一的一家以推广与应用亚健康红外测评技术的专业化网络应用服务平台，也是中和亚健康服务中心、中华中医药学会亚健康分会、世界中医药学会联合会亚健康专业委员会唯一指定的全国亚健康红外测评技术指导中心，主要为各协作网用户单位提供基于互联网的远程亚健康红外测评服务。同时，中和亚健康服务中心作为国家中医药管理局构建中医药预防保健服务体系的技术支撑平台之一，建有国家级医用红外科研数据库、全国亚健康红外远程测评网络管理中心，能更好地帮助医疗机构进行红外特色专科建设、云端数据备份、基于大数据开展红外科研合作、红外测评技术人员技术培训等服务。

目前，中和亚健康服务中心具有提供亚健康红外测评及专业性干预调理解决方案的专业技术人员 20 余人，其中博士生导师 2 人，硕士生导师 7 人，博士研究生 4 人，硕士研究生 12 人，享受国务院政府特殊津贴专家 1 人。

全国亚健康红外测评协作网致力于医用红外热成像技术和亚健康红外热成像技术方面的整体解决方案，包括以下几个方面：

1. 远程测评

客户端采集图像信息递交北京网管中心，专业测评师通过网络平台提供的实时、在线的可视化远程测评，在 72 小时内将测评报告发送至客户端。

2. 专家会诊

对客户遇到的疑难问题，由测评中心高级专家予以在线视频指导解决。

3. 应用软件认证

为各种类型的红外测评应用软件提供入网技术认证。

4. 设备认证

对进入全国亚健康红外测评协作网的不同品牌型号的红外热成像仪提供设备入网认证服务。

5. 专业培训

提供完善的培训体系，从原理到临床使用，让相关从业人员全面掌握医用红外热成像技术。可以提供远程与面授两种授课方式，培养医用红外测评和亚健康红外测评专业人员。对于合作单位，可以接受进修人员进行专业培训。

6. 红外特色专科建设

依托红外特色协助医疗机构建设具有集“预防、调理、治疗、康复”功能于一体的“医疗 4S 专科”，运用“医院 4S 专科”的新理念、新方法、新模式来加强特色专科建设，提升医疗机构的知名度和权威性。并分期分批推出妇科、儿科、失眠、中风、胸痹、疼痛等特色专科建设。

7. 临床科研合作

可以与合作单位开展基于大数据的红外测评技术的临床科研合作。

8. 红外测评室整体解决方案设计与实施

根据客户的不同要求，为其选配适于机构实用性的数字式红外热成像检测设备及数据采集分析处理系统，并根据客户场地条件，提供亚健康红外测评系统布局及设计。

9. 设备标准化接入

提供设备标准化接入改造方案，为客户入网运营提供便利。

10. 协助开展相关活动

如协助中和亚健康服务中心开展“黄丝带关爱女性亚健康大型公益活动”。

第五章　典型红外热成像

以下典型红外热成像由全国亚健康红外测评协作网网管中心提供，在实际应用中我们经常会发现“同图异证”和“同证异图”的情况，所以在识图时我们应该充分结合临床资料来进行整体分析（图5－1～图5－78）。

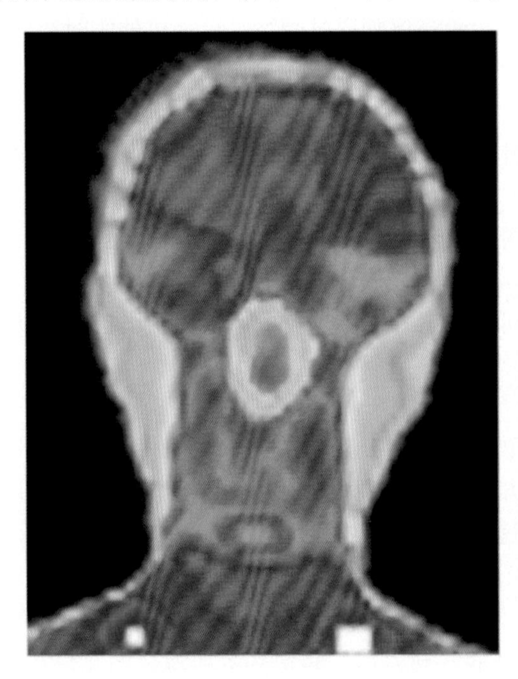

图5－1　失眠（一）

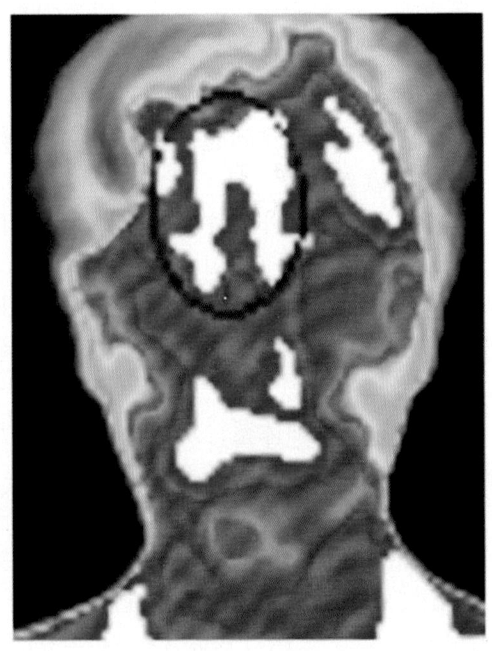

图5－2　失眠（二）

前额部可见睡眠线，条索状高代谢热偏离。

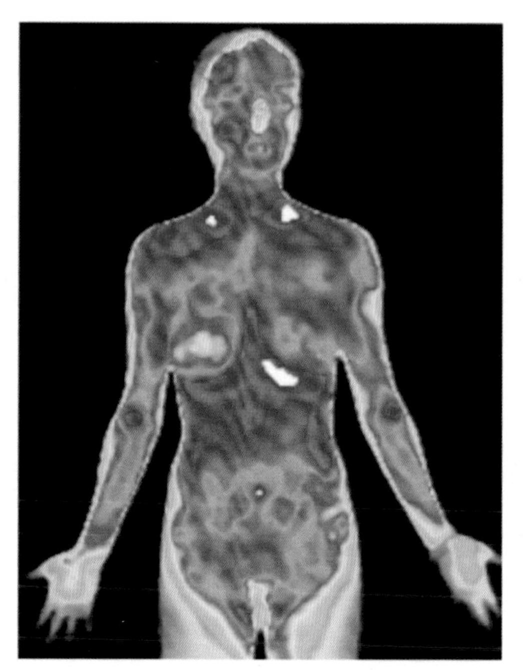

图 5－3　右侧牙龈炎

右侧牙龈体表投影区热偏离。

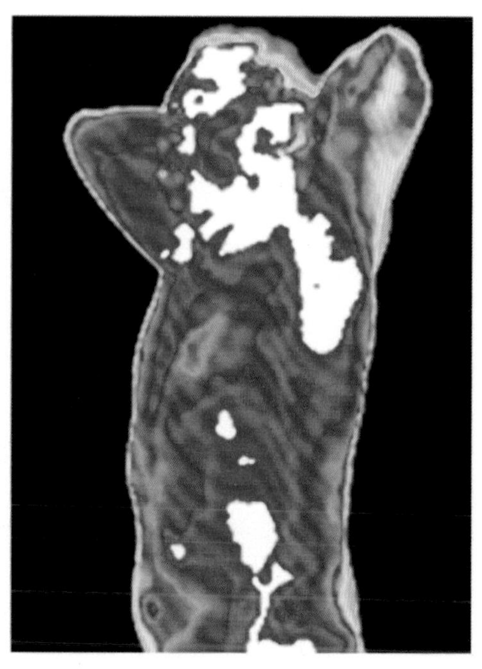

图 5－4　左侧中耳炎

左侧耳部体表投影区热偏离。

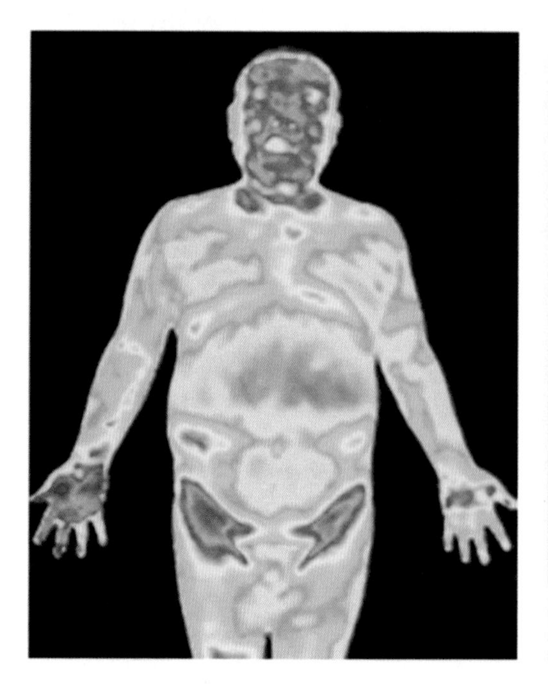

图 5－5　脑梗死（前面）

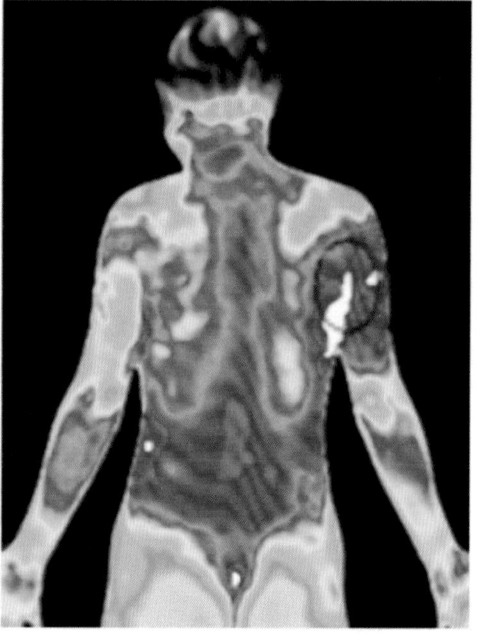

图 5－6　脑梗死（背面）

头部异常区域性凉偏离，左右肢体热源不对称。

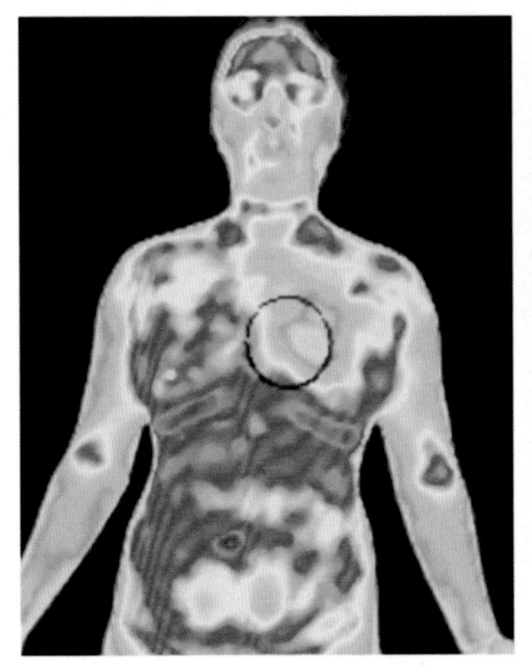

图 5－7　心肌缺血（正面）

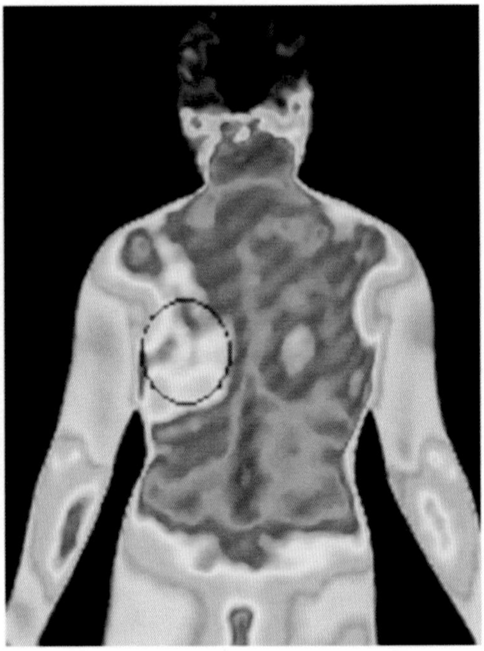

图 5－8　心肌缺血（背面）

心脏前后体表投影区可见明显凉偏离。

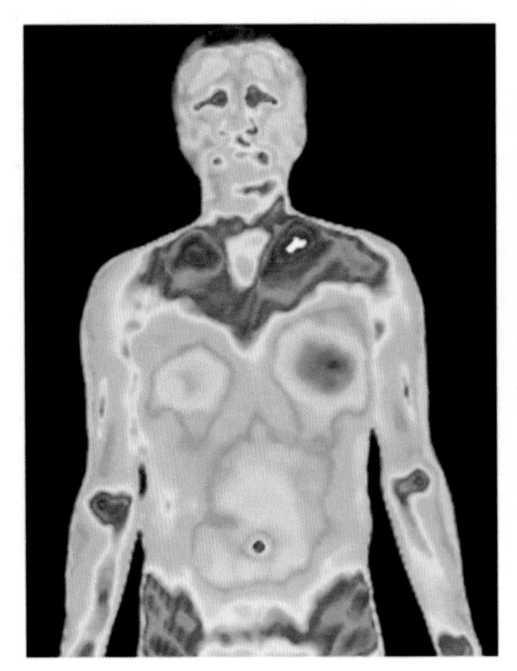

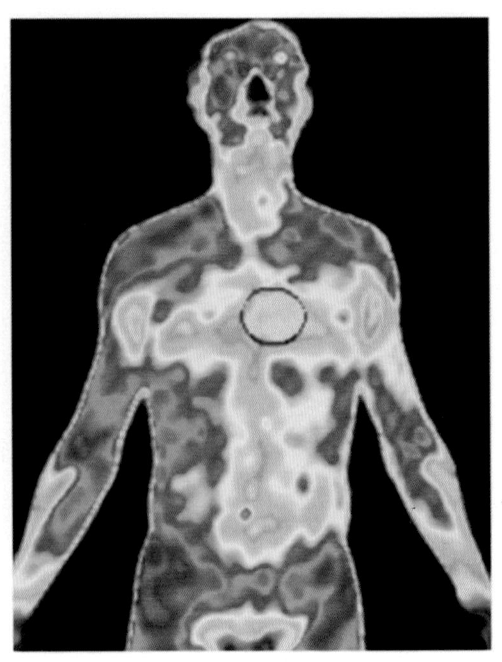

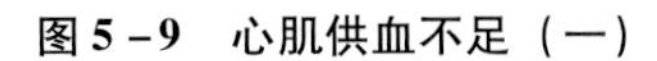

图 5－9　心肌供血不足（一）

图 5－10　心肌供血不足（二）

心脏体表投影区可见明显凉偏离。

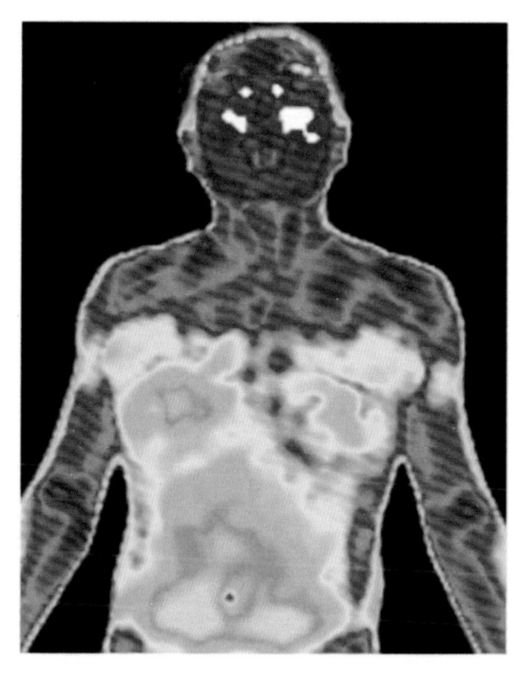

图 5 - 11 高血压（服药后）

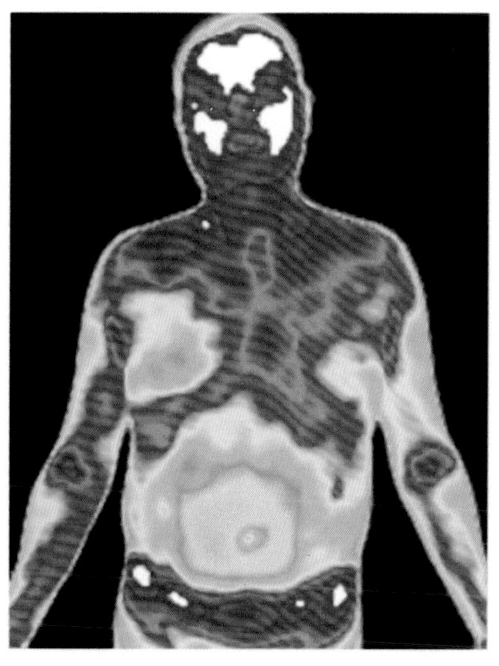

图 5 - 12 高血压（服药前）

头面部异常热偏离。

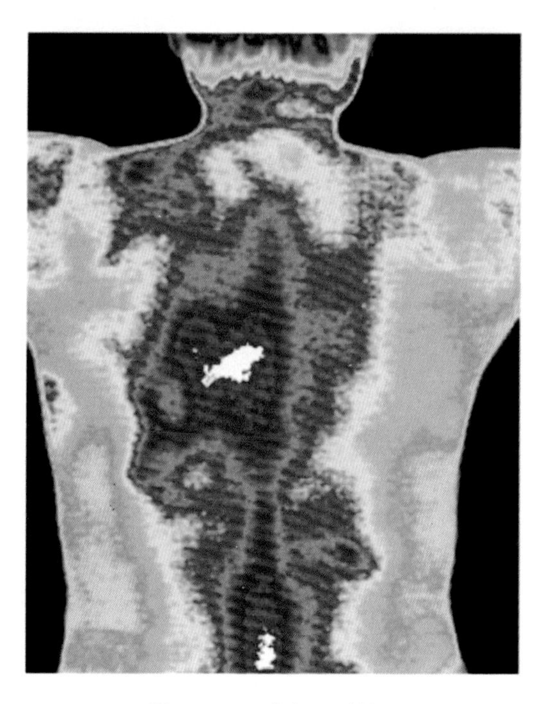

图 5 - 13 肺炎（后位）

肺俞穴区异常热偏离，左肺孤立片状热偏离。

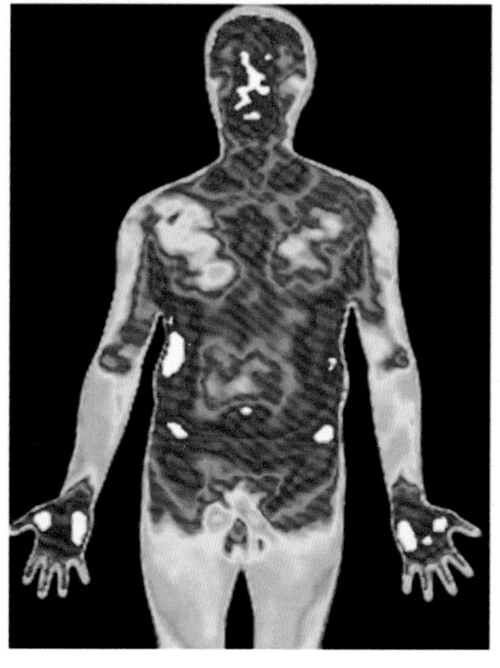

图 5 - 14 鼻炎（发作期）

鼻翼两旁异常热偏离。

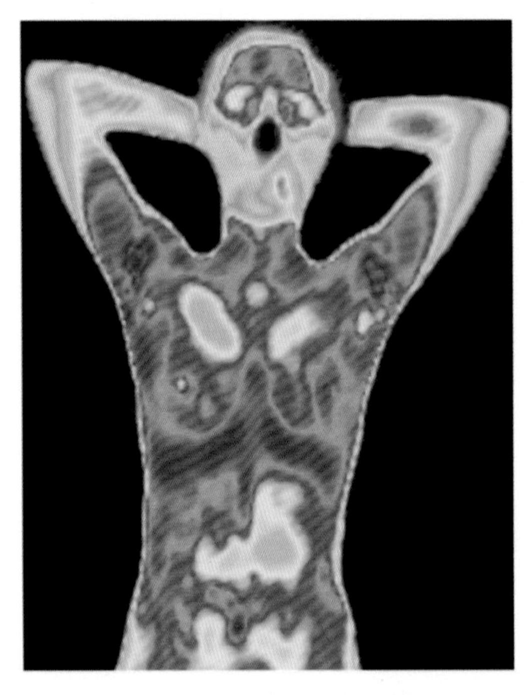

图 5－15　过敏性鼻炎（稳定期）

鼻区异常凉偏离。

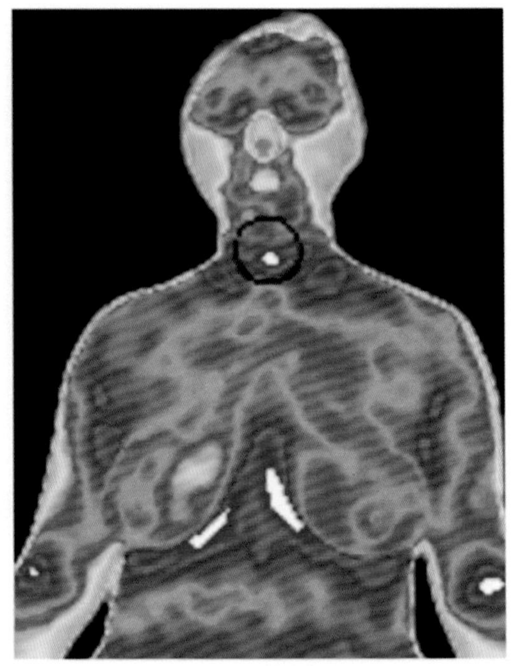

图 5－16　咽炎

咽喉部异常热偏离。

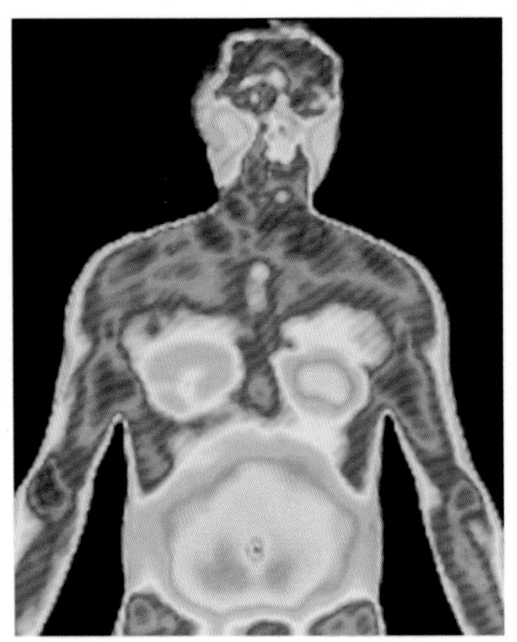

图 5－17　气管炎（前面）

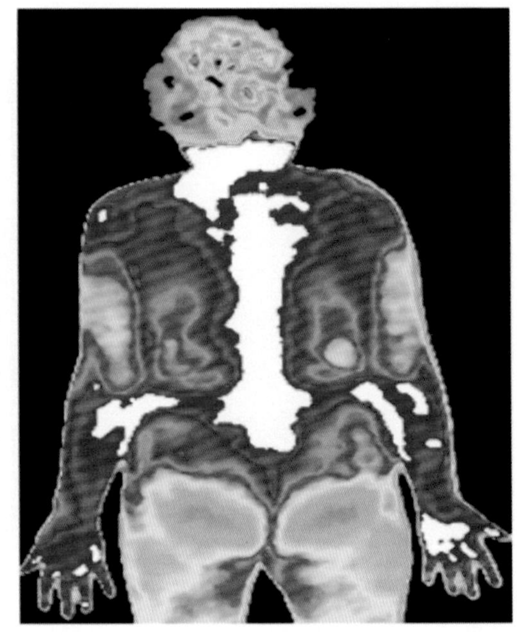

图 5－18　气管炎（背面）

气管区、支气管区管状异常热偏离。

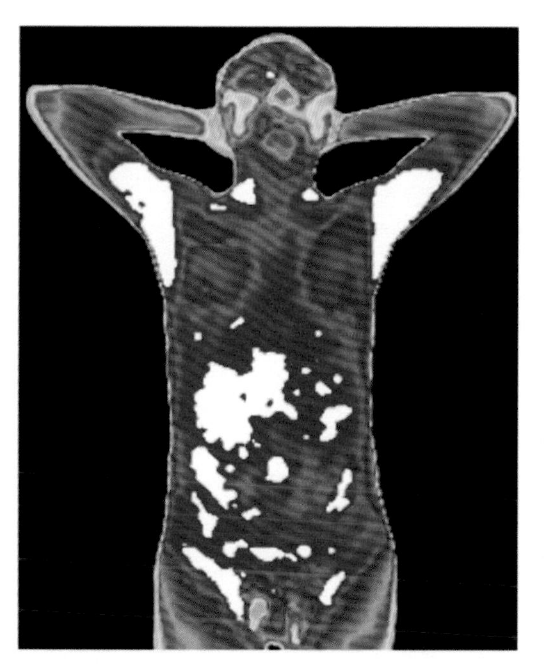

图 5-19 腹膜炎

腹腔散在弥漫性热偏离。

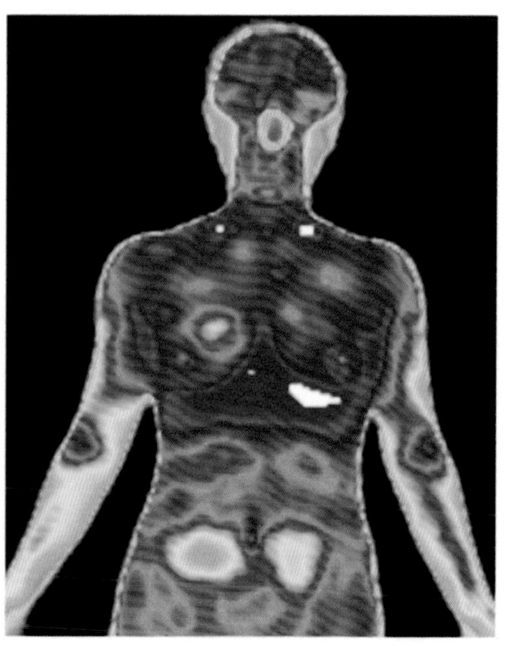

图 5-20 胃炎

胃脘部异常热偏离。

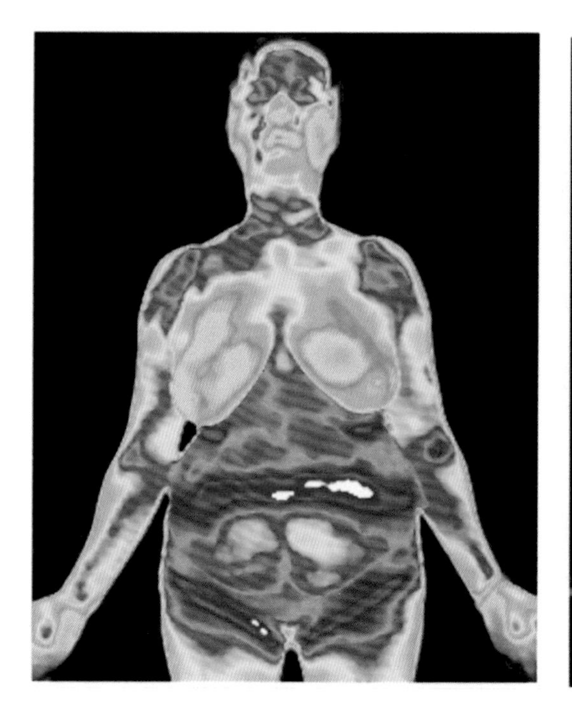

图 5-21 结肠炎

横结肠条形热偏离。

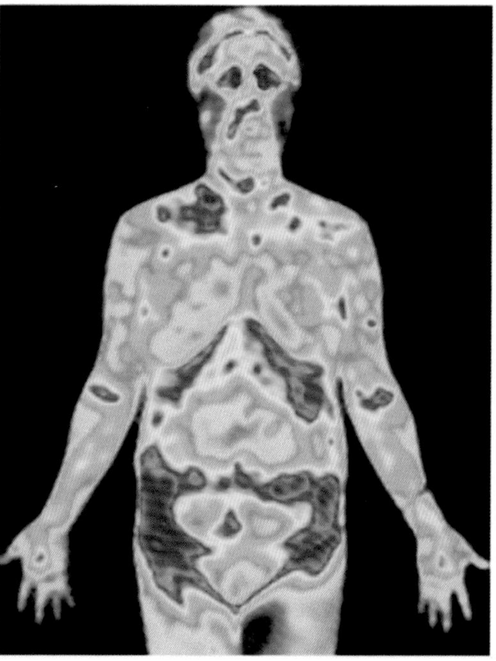

图 5-22 阑尾炎

右下腹团片状异常热偏离。

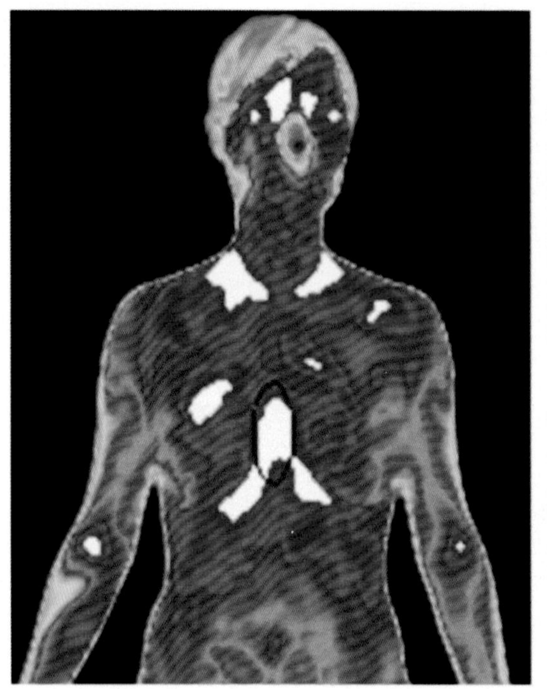

图 5-23　反流性食管炎（一）

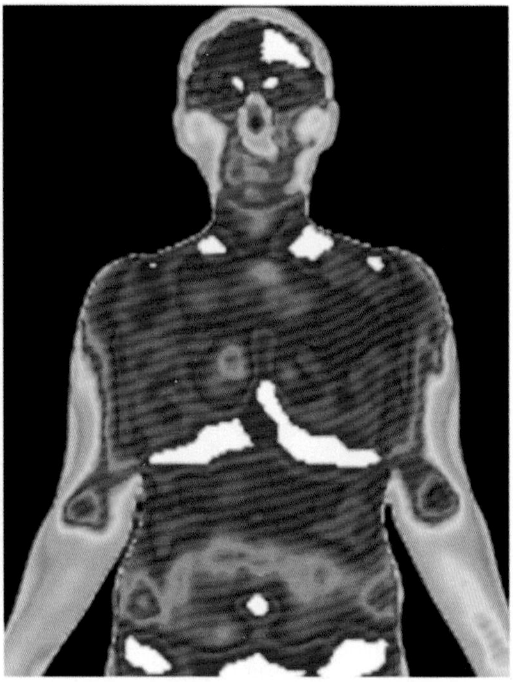

图 5-24　反流性食管炎（二）

食管、胃脘部明显异常热偏离。

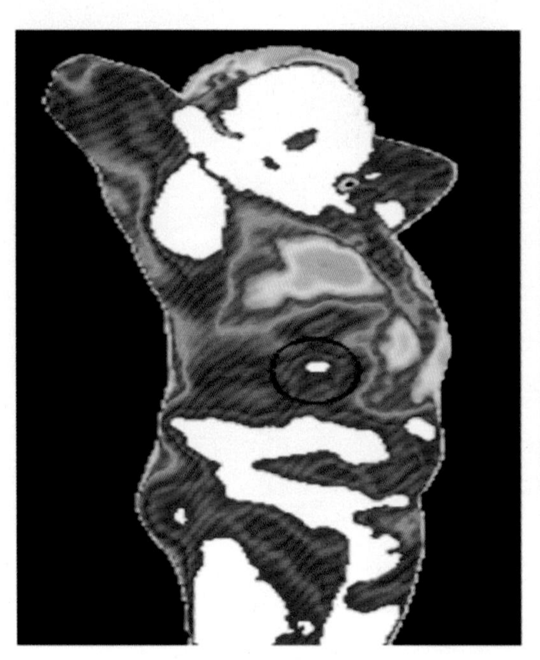

图 5-25　肝损伤（一）

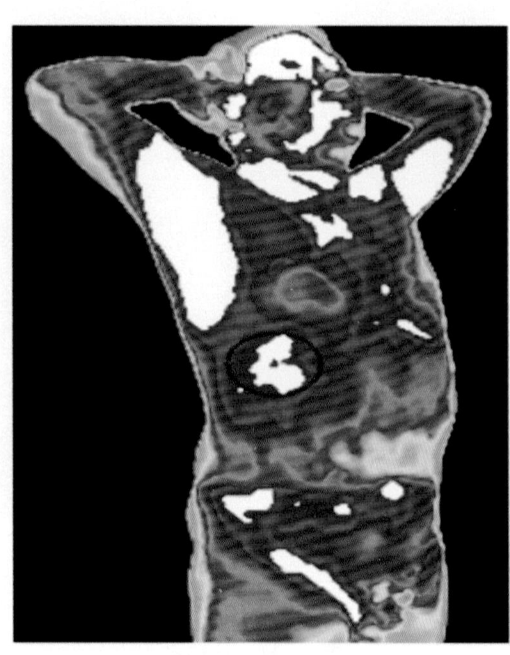

图 5-26　肝损伤（二）

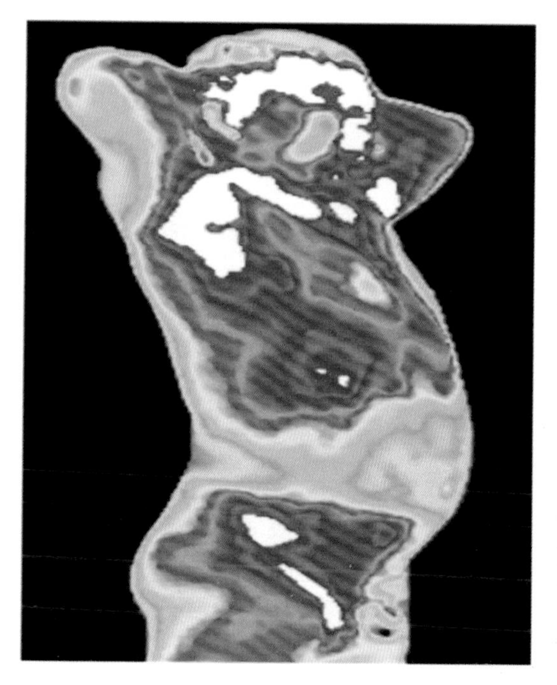

图 5-27 肝损伤（三）

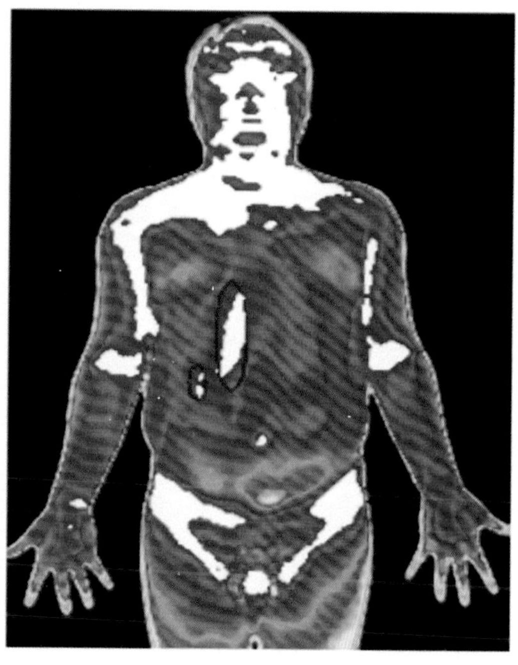

图 5-28 肝损伤（四）

肝区出现区域性热偏离，轻中度损伤见点状热偏离，重度损伤可能出现凉偏离。

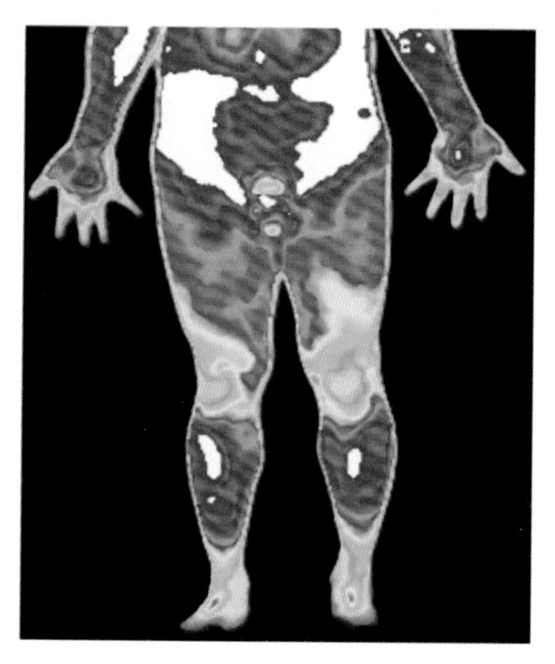

图 5-29 前列腺增生

腹股沟“倒八字”热源，前列腺区反应性热偏离。

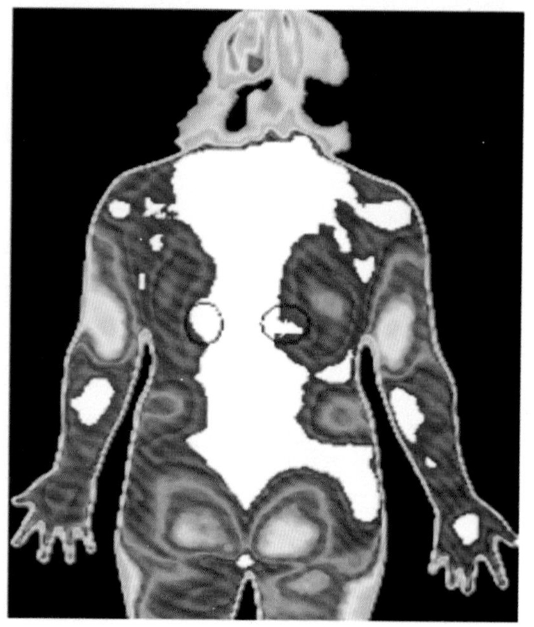

图 5-30 肾盂肾炎

脊柱两侧肾区出现明显热偏离。

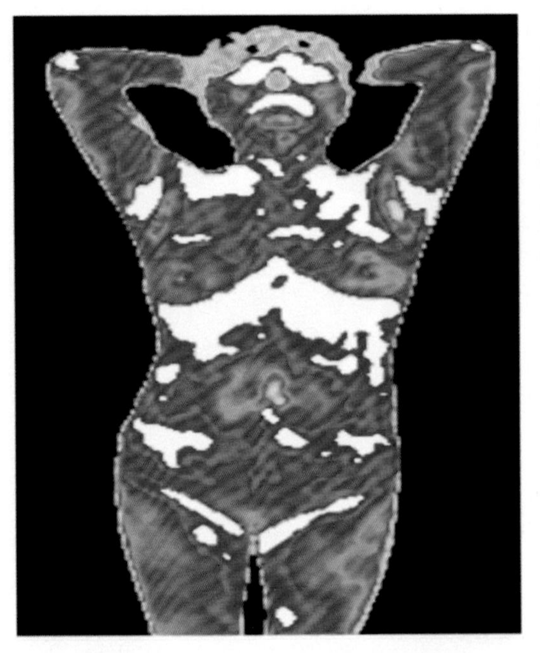

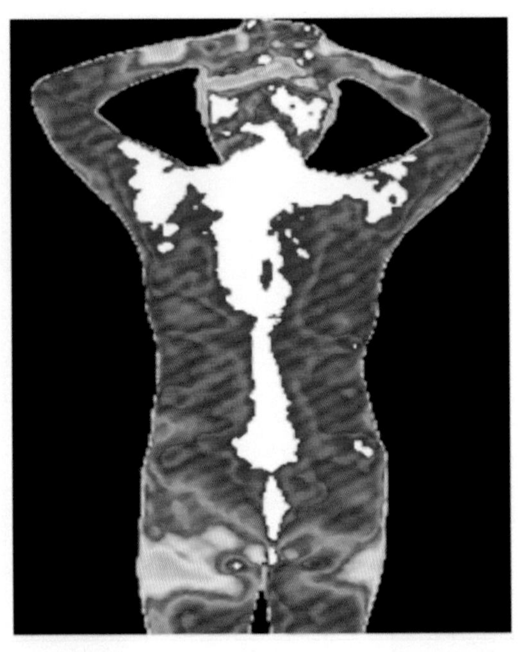

图5－31　糖尿病、肾结石（正位）　　**图5－32　糖尿病、肾结石（后位）**

糖尿病：五指热象向远心端蔓延，末端指节梯状热偏离。

肾结石：肾区异常热偏离。

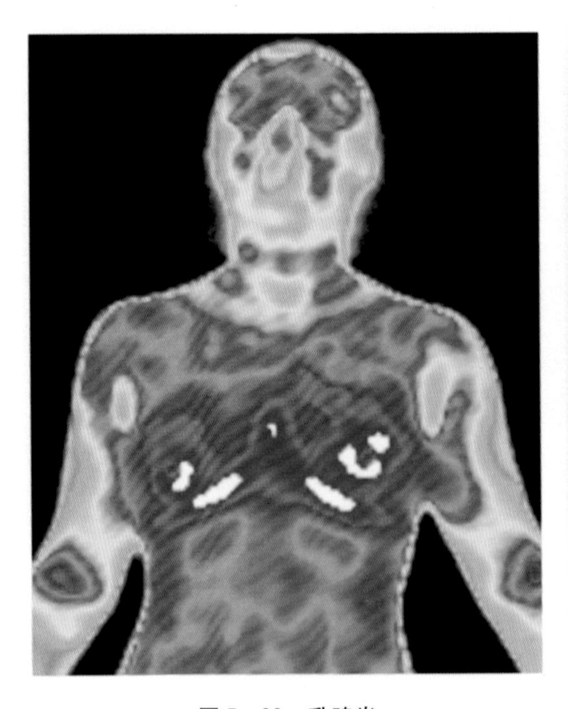

图5－33　乳腺炎

乳腺周围点片状热偏离，温差多≥1.5℃。

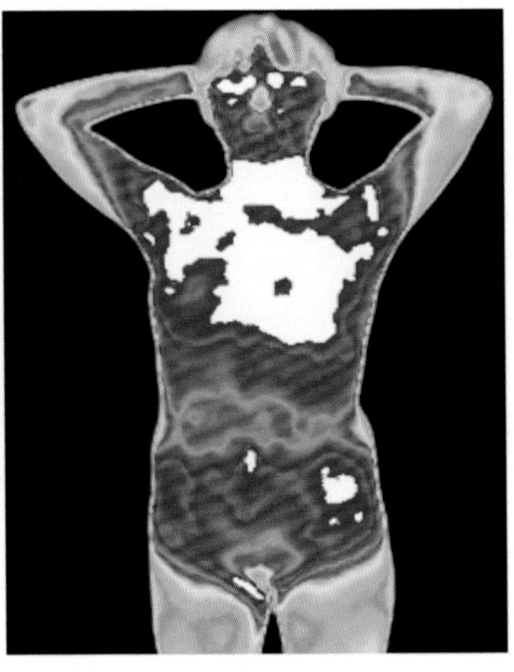

图5－34　乳腺癌

乳腺周围热偏离，温差多≥2.5℃，可伴有胸前（膻中）、锁骨处淋巴热象。

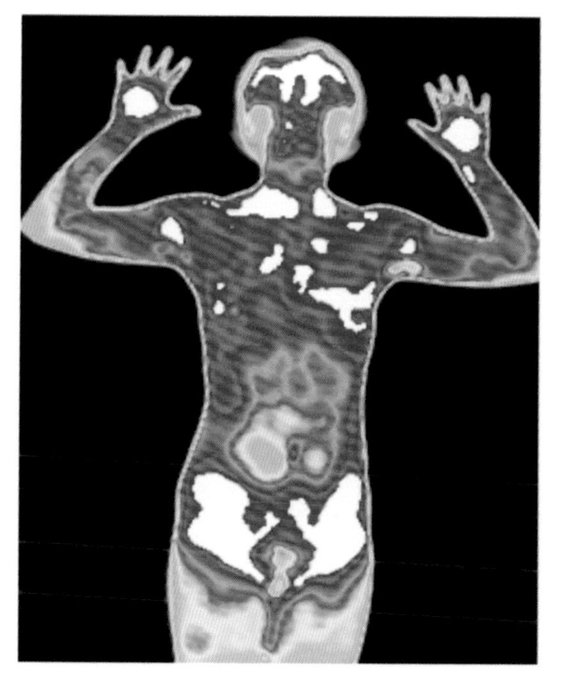

图 5－35　乳腺增生（一）

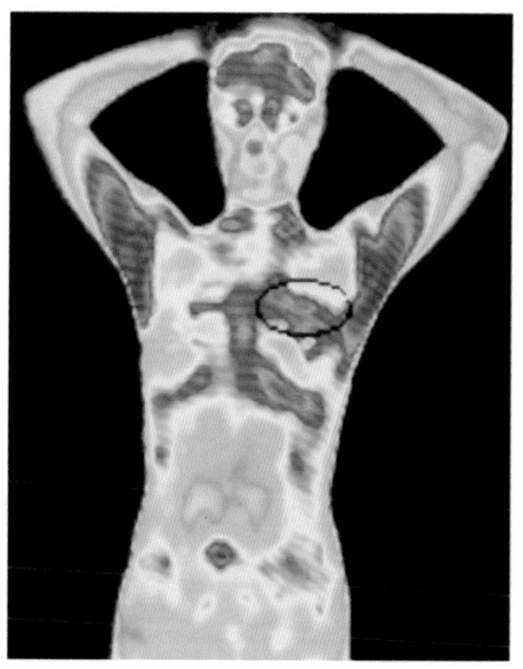

图 5－36　乳腺增生（二）

乳腺周围出现点片状热偏离。

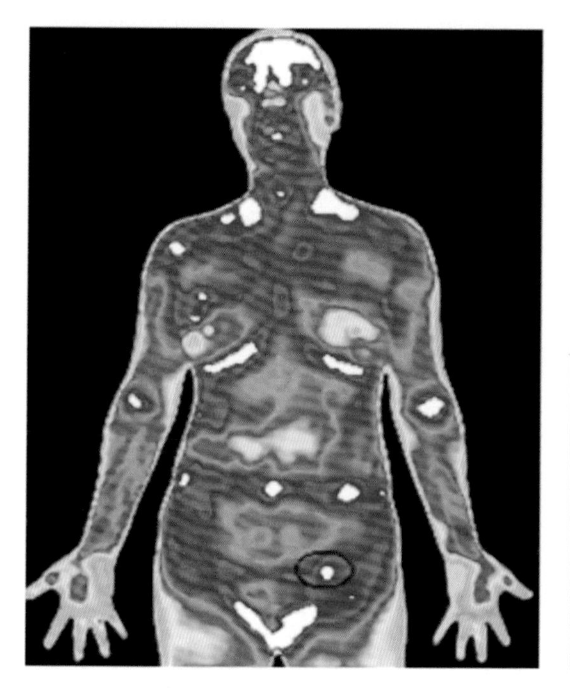

图 5－37　卵巢囊肿

女性腹股沟中段突起性热偏离。

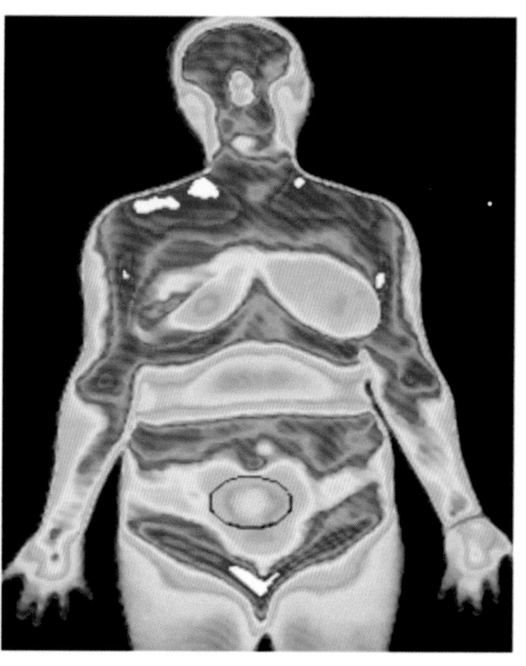

图 5－38　子宫肌瘤

盆腔孤立性热偏离。

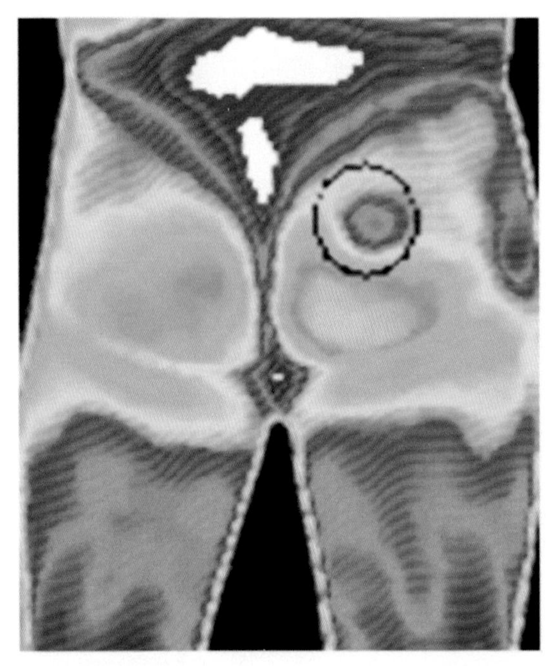

图 5－39　股部占位

股部区域性热偏离（肉瘤）。

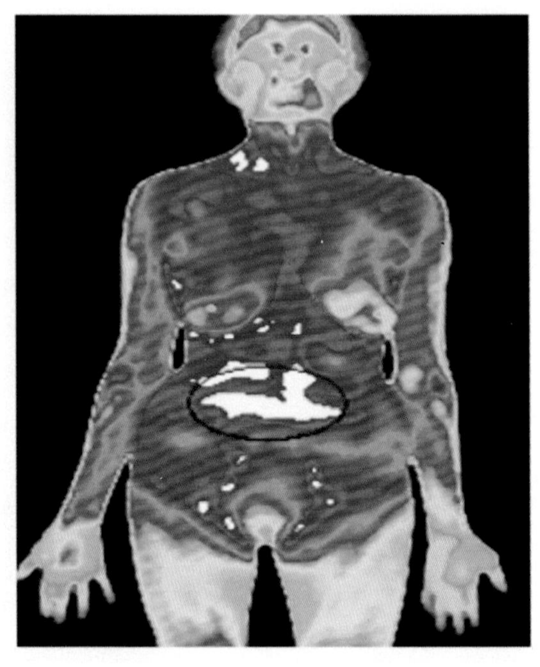

图 5－40　结肠癌术后转移

术后横结肠中段及腹腔热偏离。

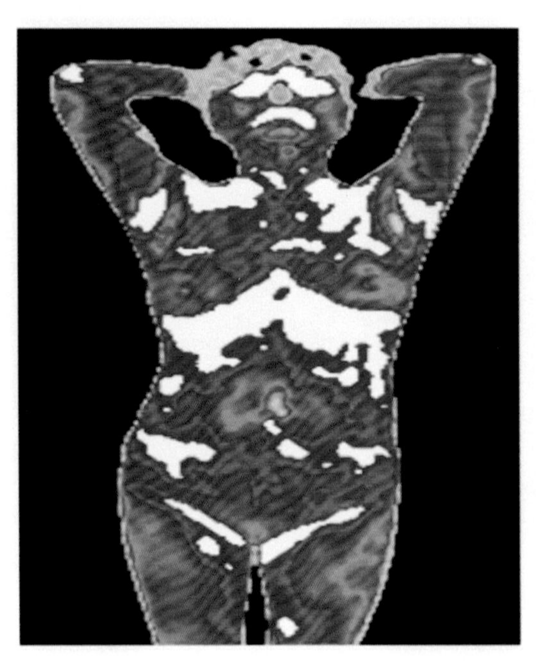

图 5－41　卵巢囊肿术后（正位）

盆腔凉偏离，手术切口处疤痕热偏离。

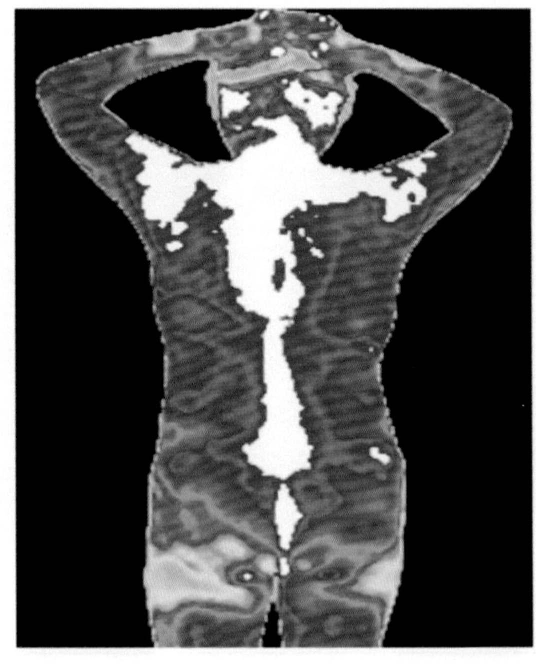

图 5－42　卵巢囊肿术后（后位）

后位出现臀部区域性热偏离。

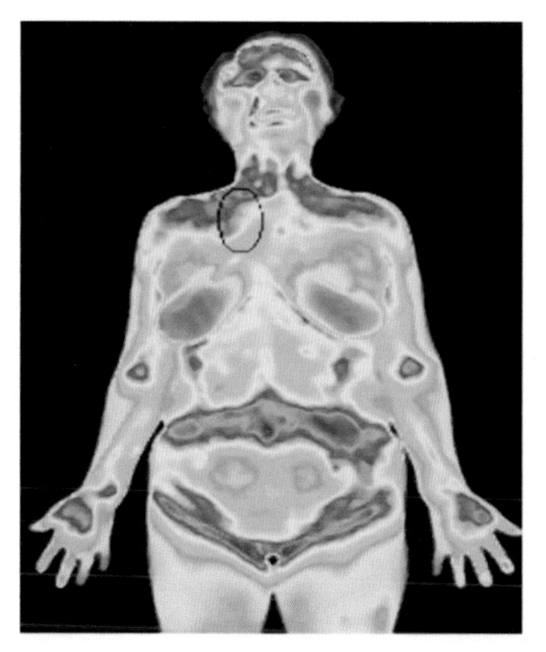

图 5-43 右肺癌术后

术后肺区凉偏离。

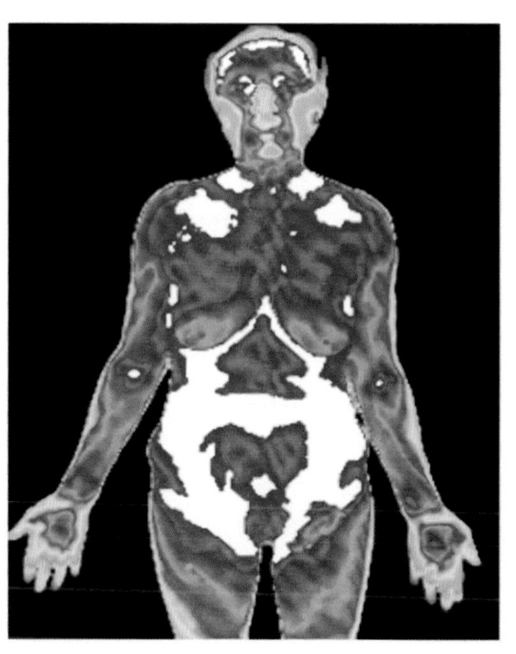

图 5-44 食管癌术后结肠转移

术后盆腔广泛转移形成弥漫性片状热偏离。

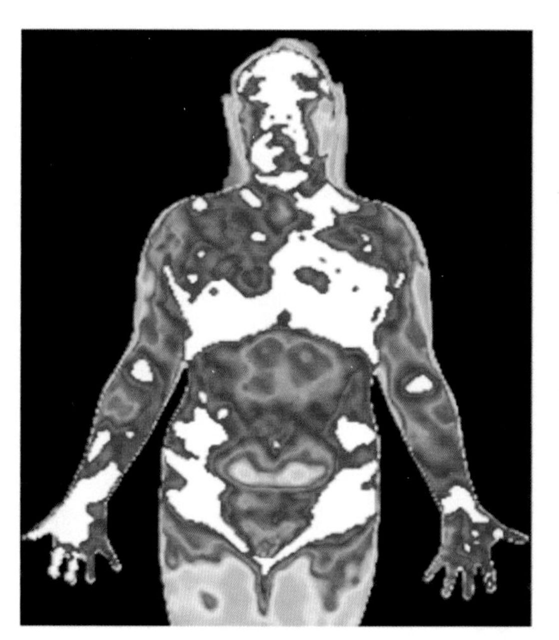

图 5-45 脾切除术后（正位）

脾区凉偏离，大小鱼际热偏离。

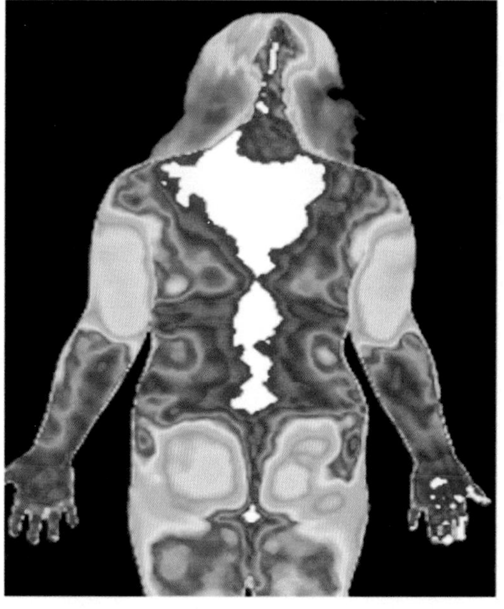

图 5-46 脾切除术后（后位）

督脉不通，脾区凉偏离。

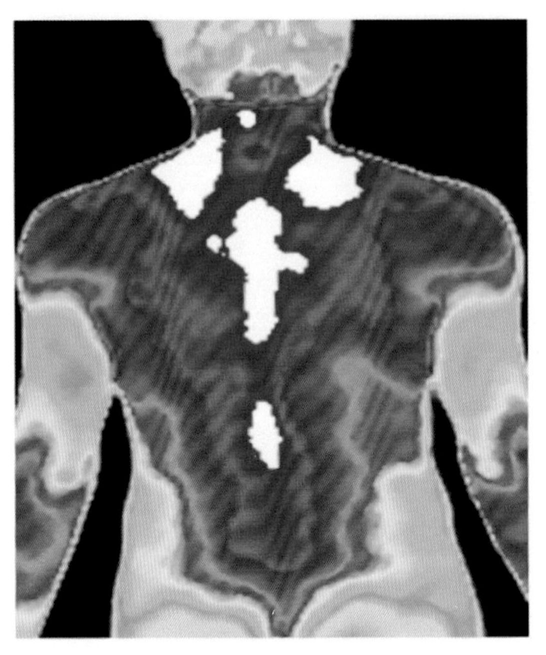

图 5－47　颈椎胸椎炎性反应

颈椎胸椎区明显热偏离，温差≤2.5℃。

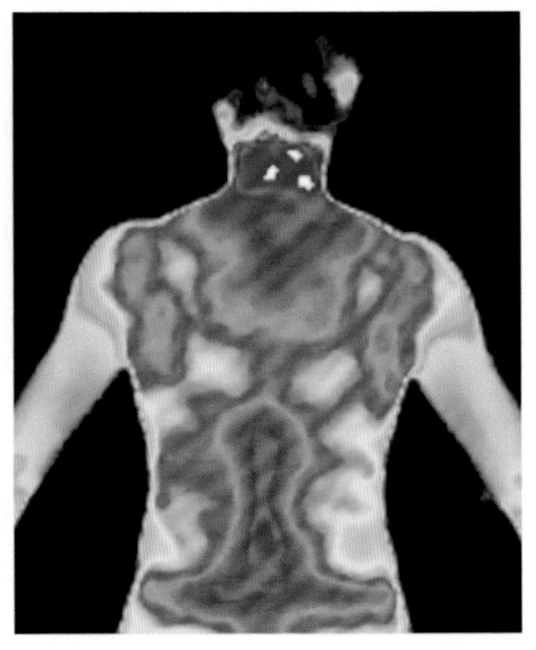

图 5－48　颈椎病

颈部点片状异常热偏离。

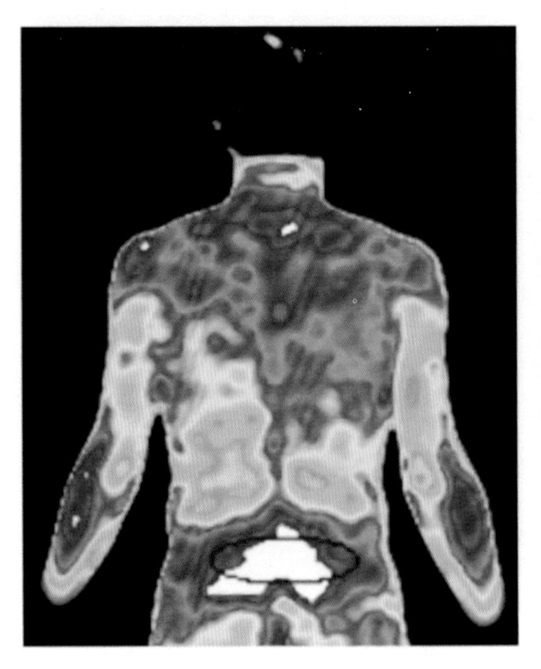

图 5－49　腰肌劳损

腰背部异常点片状热偏离。

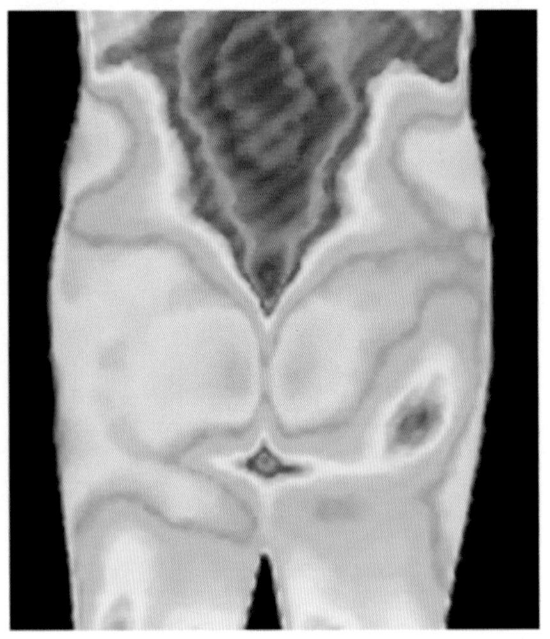

图 5－50　腰椎病

腰椎局部热偏离。

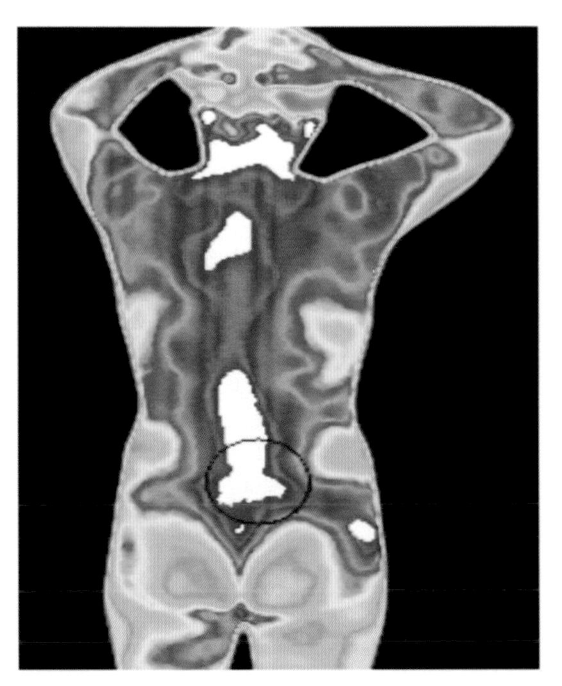

图 5－51 腰椎间盘突出（一）

间断性局部热偏离，热源不连续。

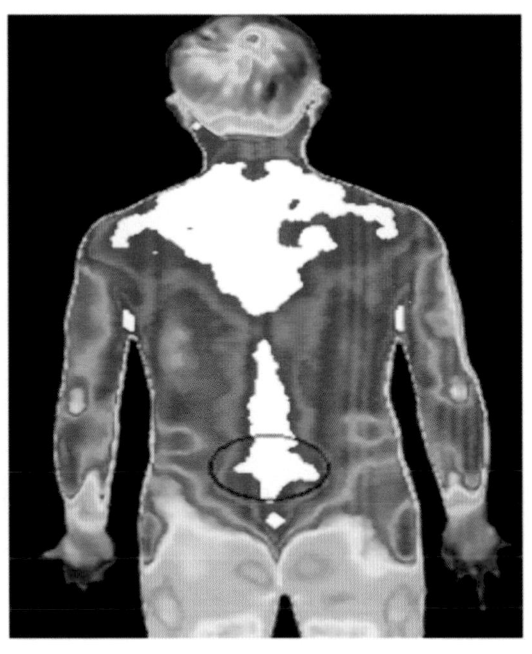

图 5－52 腰椎间盘突出（二）

腰部棘状或骨刺状热偏离。

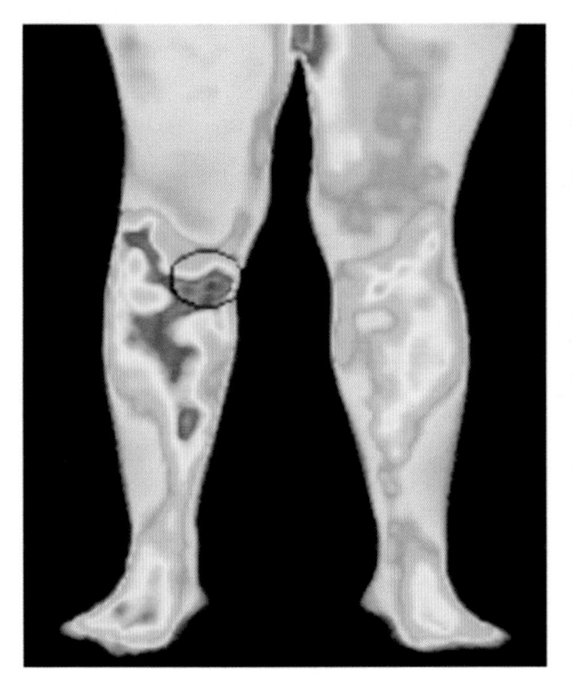

图 5－53 膝关节炎（一）

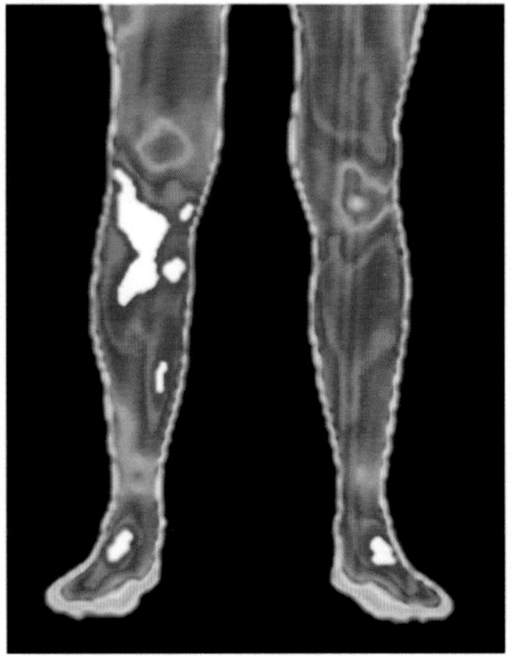

图 5－54 膝关节炎（二）

膝关节周围异常点状、棘状热偏离。

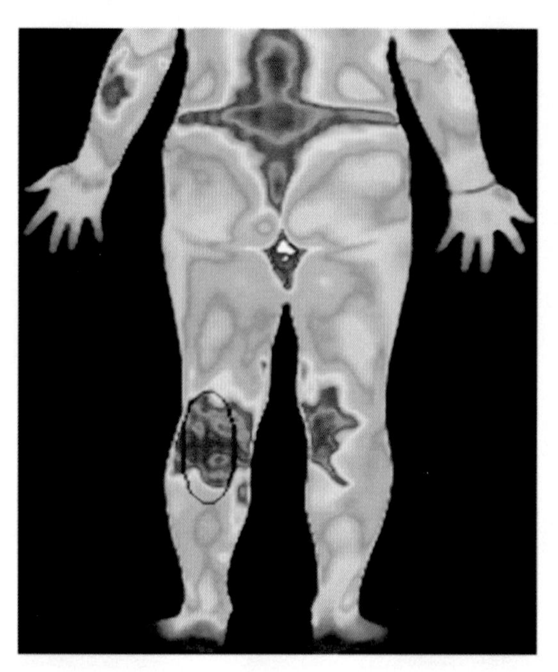

图 5－55　下肢静脉曲张（一）

曲张静脉循行部位出现团状热偏离。

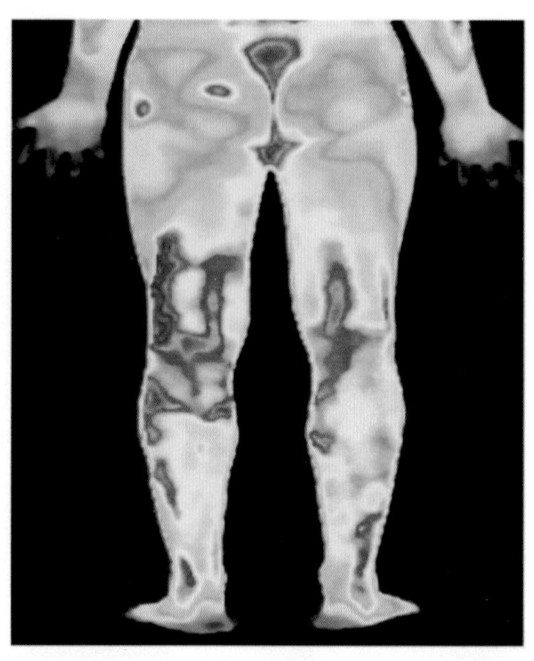

图 5－56　下肢静脉曲张（二）

曲张静脉循行部位出现条状热偏离。

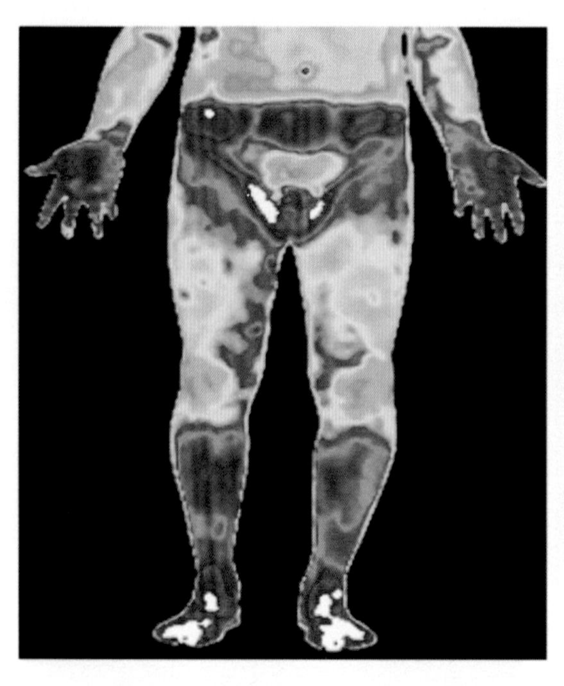

图 5－57　糖尿病足并发脉管炎预警

足部不均匀热偏离。

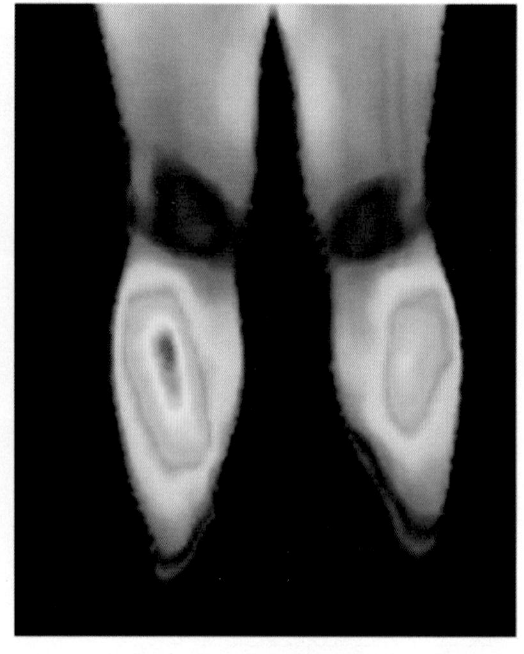

图 5－58　下肢循环欠佳

下肢凉偏离。

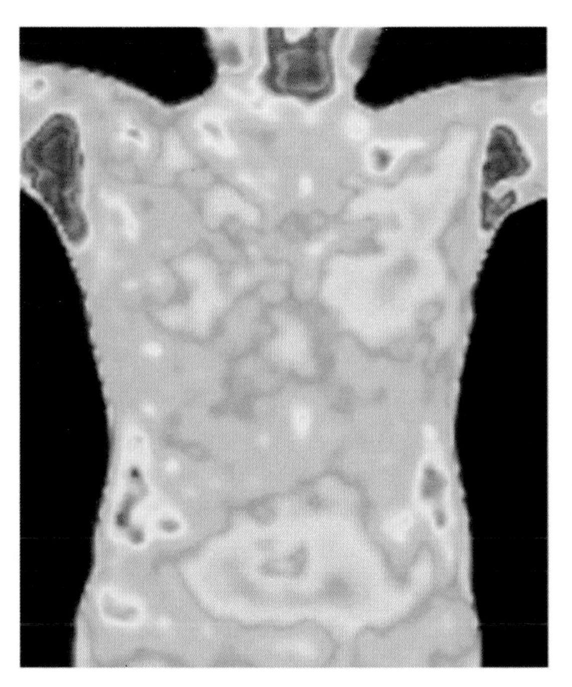

图 5－59　过敏（一）

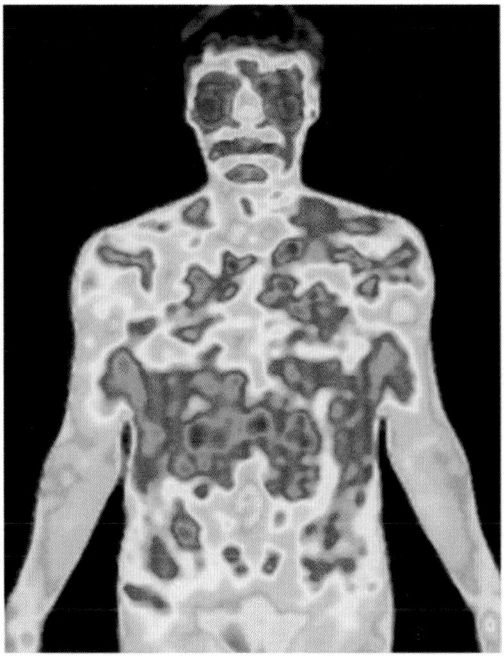

图 5－60　过敏（二）

全身及躯干可见斑片状、区域性热偏离和凉偏离。

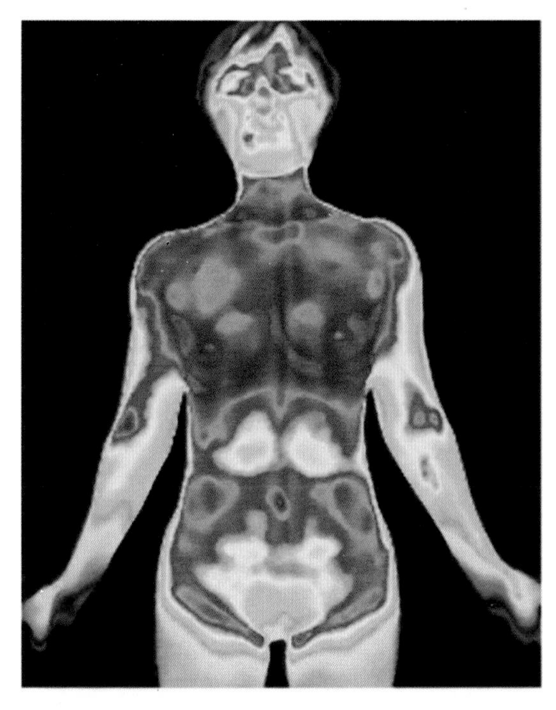

图 5－61　宫寒（一）

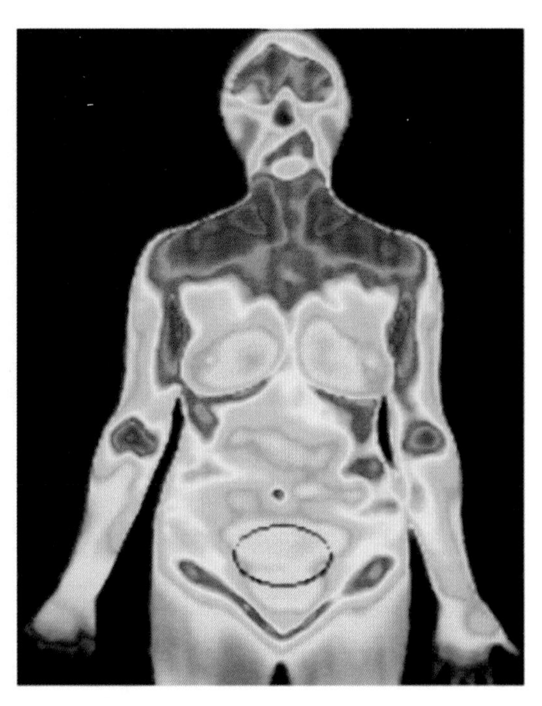

图 5－62　宫寒（二）

盆腔子宫区凉偏离，可伴有痛经、不孕等。

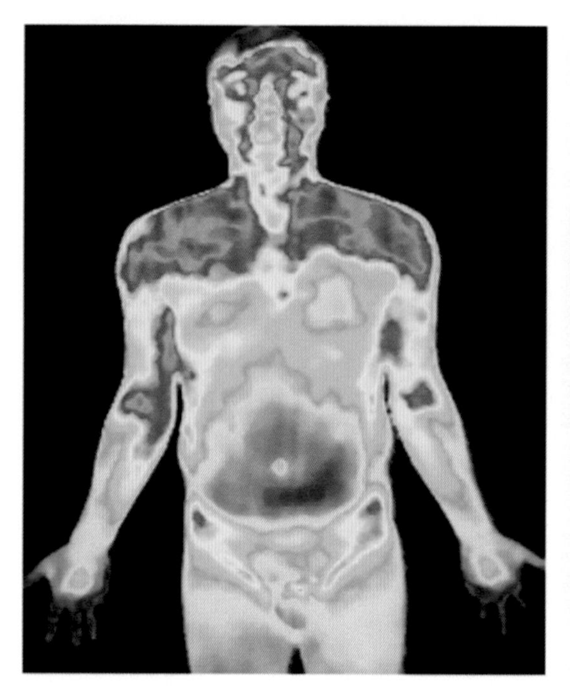

图5－63　上热下寒

上焦明显热偏离，下焦凉偏离。

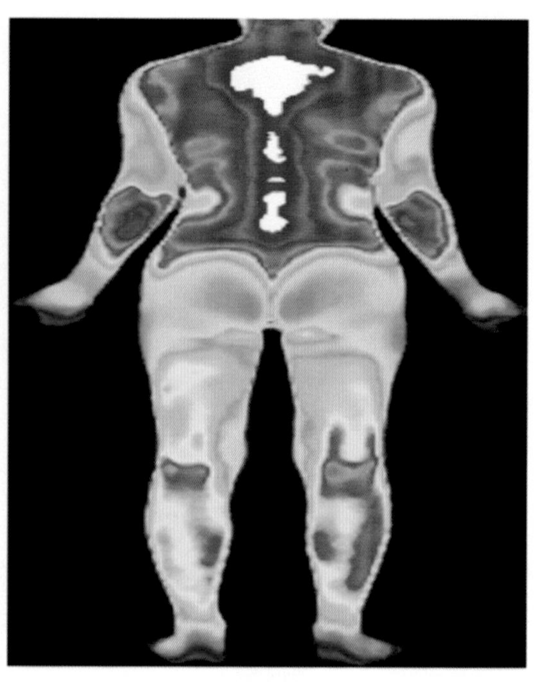

图5－64　督脉不通

督脉热源连续性消失，热源左右不对称。

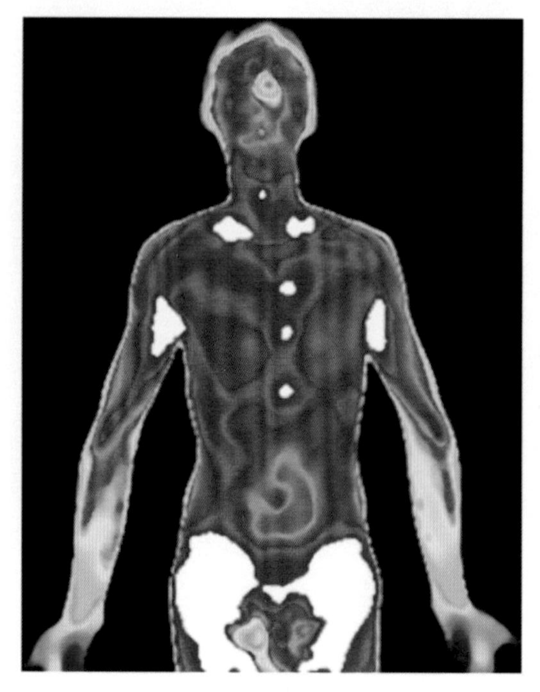

图5－65　任脉不通

任脉连续性消失，可见异常点状热偏离。

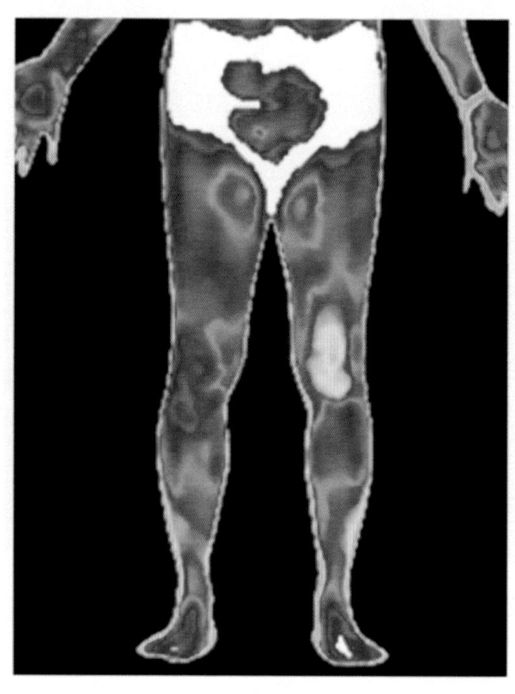

图5－66　带脉不通

带脉连续性消失，可见异常片状热偏离。

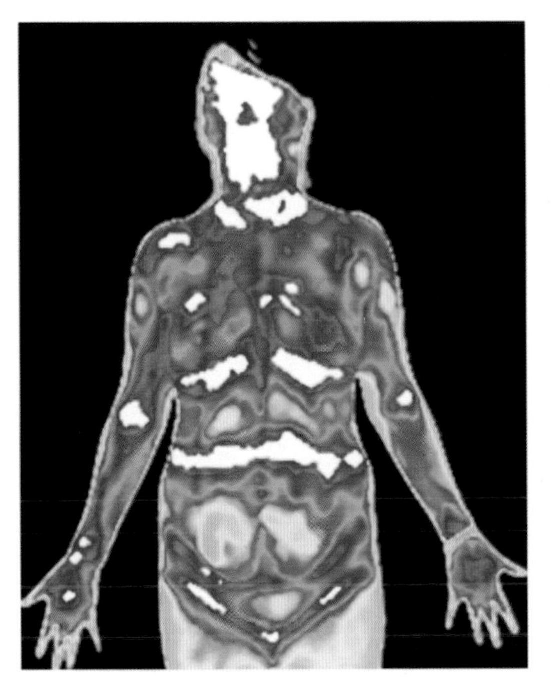

图 5－67　肺经阻滞

肺经上可见异常点片状热偏离。

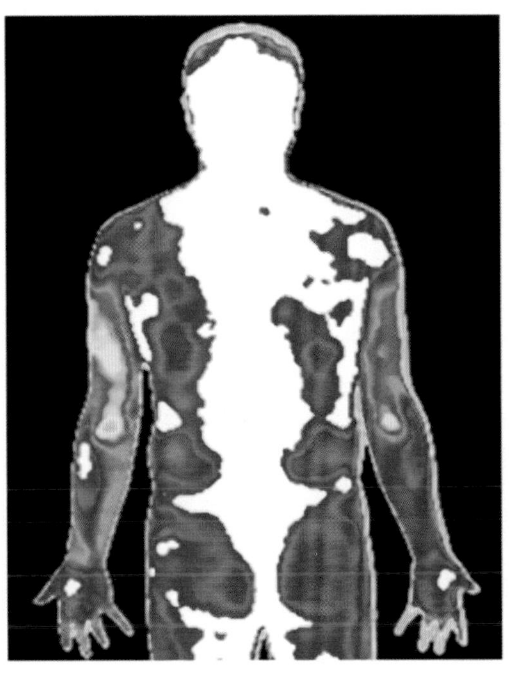

图 5－68　大肠经阻滞

大肠经上可见异常点片状热偏离。

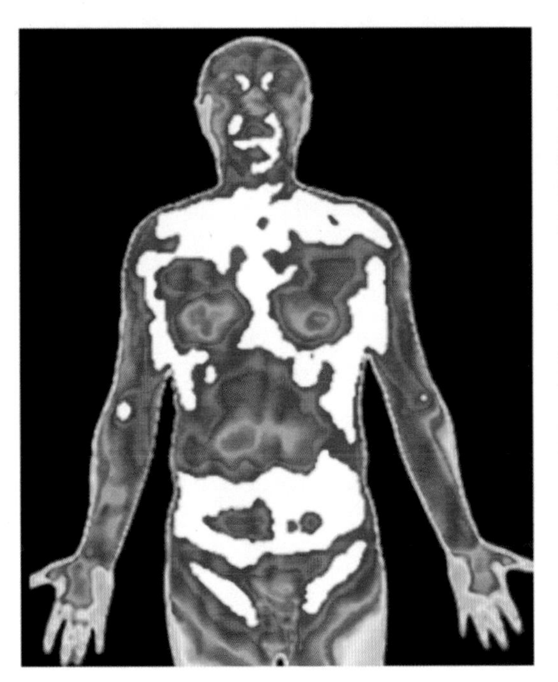

图 5－69　胃经阻滞

胃经上可见异常点片状热偏离。

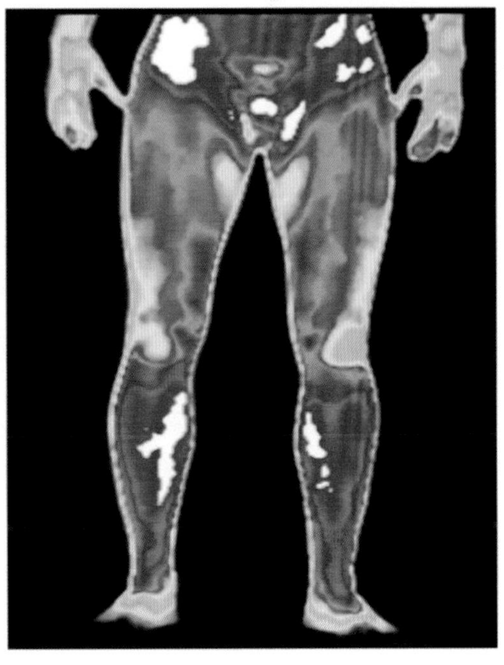

图 5－70　脾经阻滞

脾经上可见异常点片状热偏离。

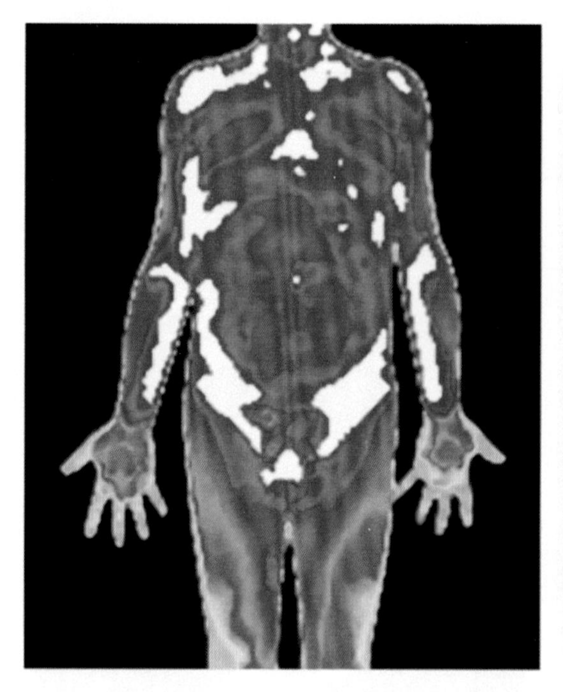

图 5－71　心经阻滞

心经上可见异常点片状热偏离。

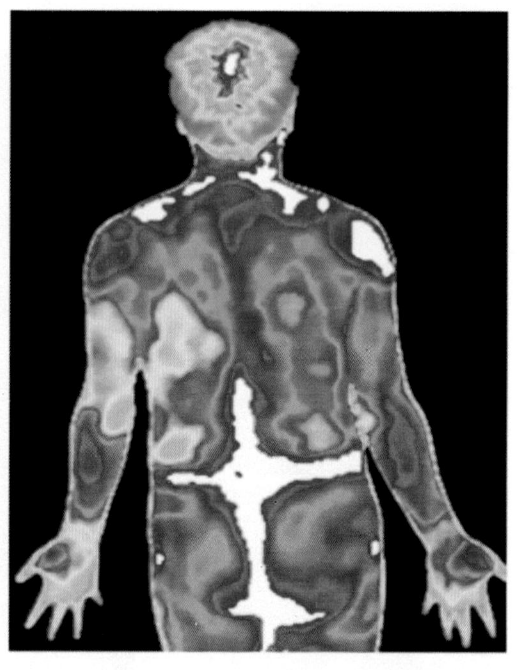

图 5－72　小肠经阻滞

小肠经上可见异常点片状热偏离。

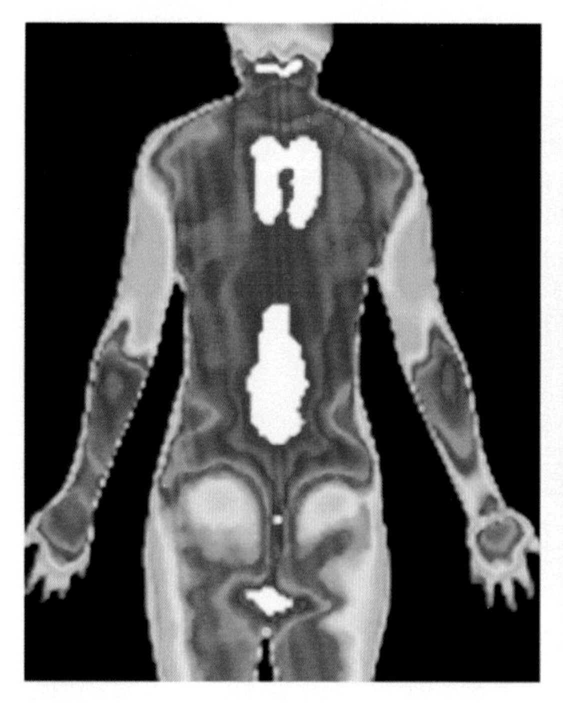

图 5－73　膀胱经阻滞

膀胱经上可见异常点片状热偏离。

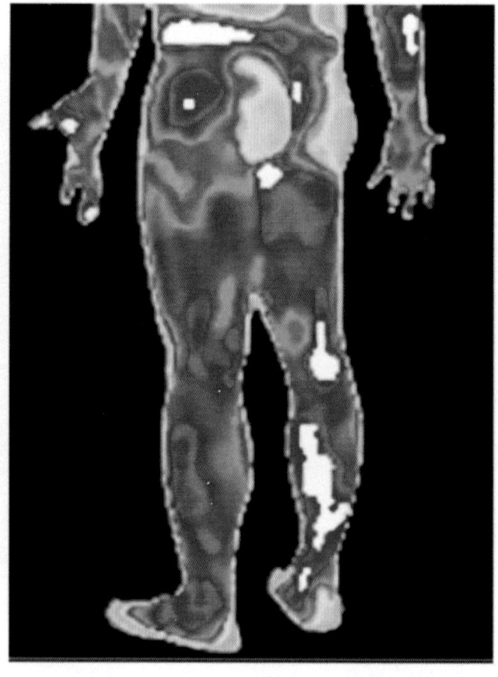

图 5－74　肾经阻滞

肾经上可见异常点片状热偏离。

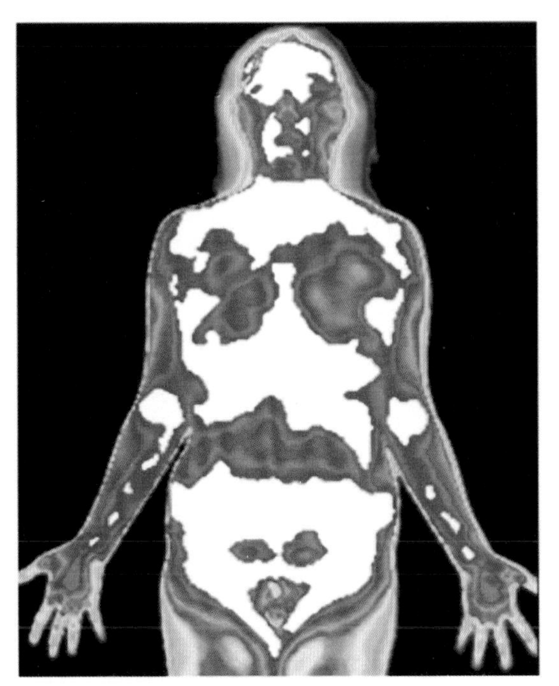

图 5－75　心包经阻滞

心包经上可见异常点片状热偏离。

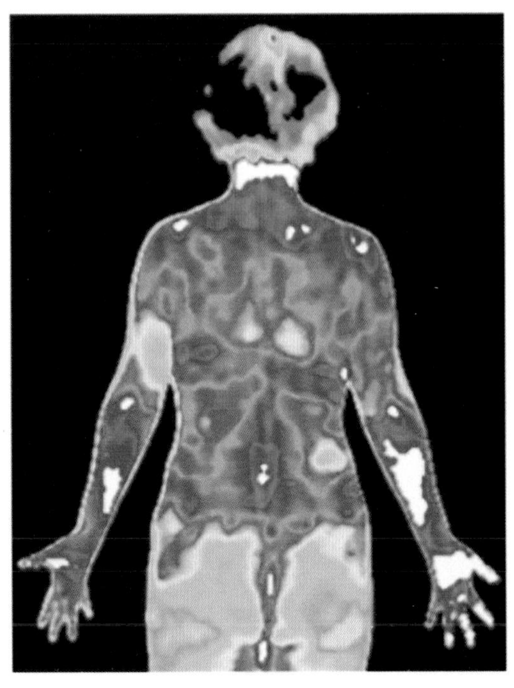

图 5－76　三焦经阻滞

三焦经上可见异常点片状热偏离。

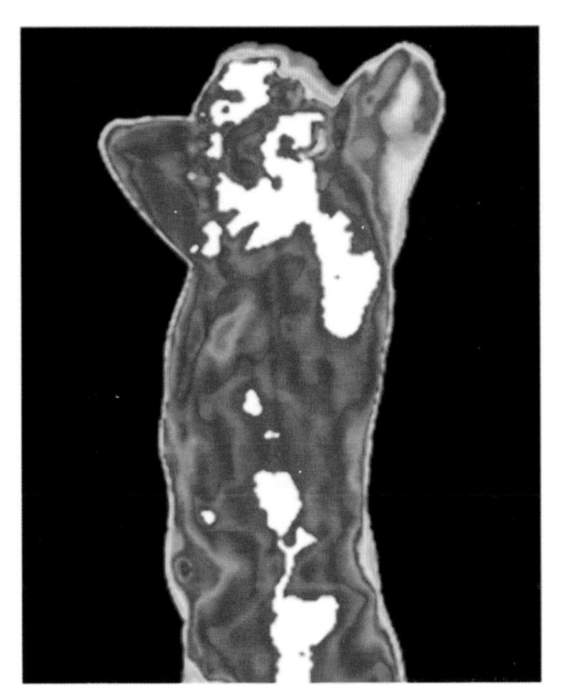

图 5－77　胆经阻滞

胆经上可见异常点片状热偏离。

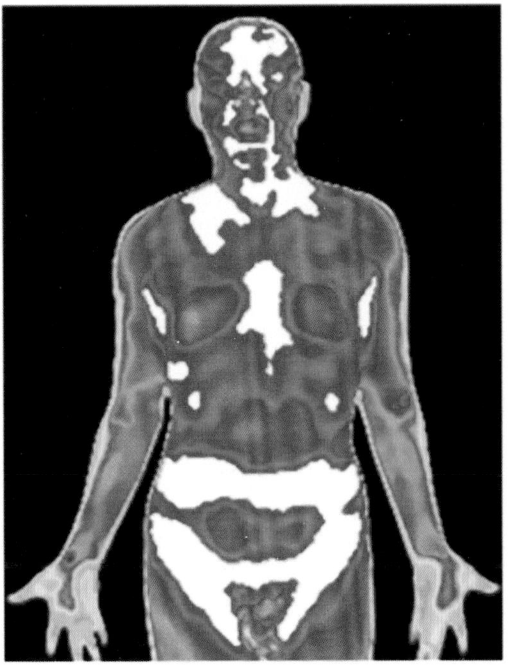

图 5－78　肝经阻滞

肝经上可见异常点片状热偏离。